신장내과 전문의와 대학병원 영양사가 알려주는

콩팥병 무얼 먹을까

콩팥병 무얼 먹을까

발행일   2018년 11월 15일

지은이   구호석, 우예지, 안온화
펴낸이   손 형 국
펴낸곳   (주)북랩
편집인   선일영   편집   오경진, 권혁신, 최예은, 최승헌, 김경무
디자인   이현수, 김민하, 한수희, 김윤주, 허지혜   제작   박기성, 황동현, 구성우, 정성배
마케팅   김회란, 박진관, 조하라
출판등록 2004. 12. 1(제2012-000051호)
주소   서울시 금천구 가산디지털 1로 168, 우림라이온스밸리 B동 B113, 114호
홈페이지 www.book.co.kr
전화번호 (02)2026-5777   팩스   (02)2026-5747

ISBN   979-11-6299-411-5 13510 (종이책)   979-11-6299-412-2 15510 (전자책)

이 도서의 국립중앙도서관 출판예정도서목록(CIP)은 서지정보유통지원시스템 홈페이지(http://seoji.nl.go.kr)와
국가자료공동목록시스템(http://www.nl.go.kr/kolisnet)에서 이용하실 수 있습니다.
(CIP제어번호 : CIP2018036800)

(주)북랩 성공출판의 파트너

북랩 홈페이지와 패밀리 사이트에서 다양한 출판 솔루션을 만나 보세요!

홈페이지 book.co.kr   •   **블로그** blog.naver.com/essaybook   •   **원고모집** book@book.co.kr

신장내과 전문의와 대학병원 영양사가 알려주는

콩팥병 무얼 먹을까

구호석·우예지·안온화

북랩 book Lab

CONTENTS

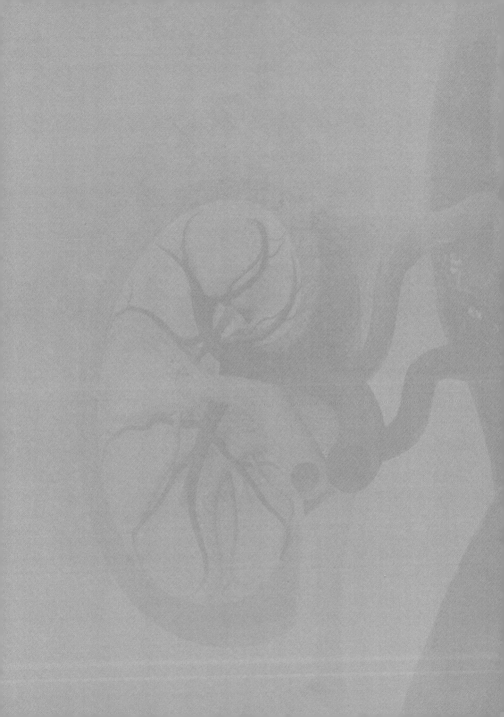

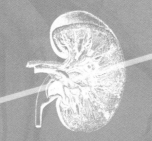

PART 1

——

콩팥병에 대해 알기

1.
콩팥병 알기 첫 번째 시간

콩팥은 어떤 일을 하고 있나요?

: 우리의 몸이 항상 건강하게 유지할 수 있도록 하는 놀라운 콩팥

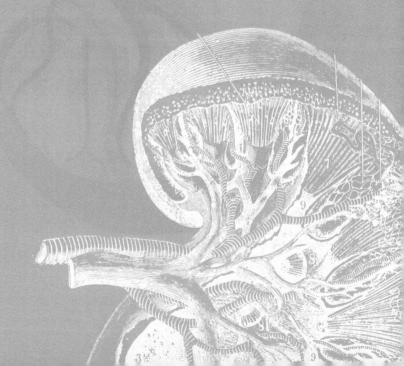

콩팥은 윗허리에 가깝게 있습니다. 척추를 가운데 두고 양쪽에 있고, 열중쉬어 자세를 하면 손이 닿는, 허리 뒤쪽 위치에 콩팥이 있다고 보시면 되겠습니다(그림1). 크기는 주먹을 쥐었을 때의 정도로 약 11~12㎝ 정도입니다.

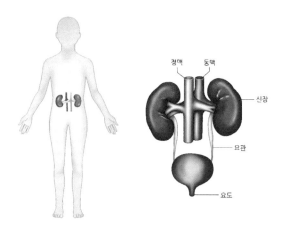

그림 1 콩팥의 위치와 모양

콩팥은 하루 180L 정도의 피를 맑게 해주고 있습니다.

이 과정에서 필요한 수분과 영양분은 재흡수하고, 하루 약 1~2L의 소변을 만들어 내게 됩니다.

피를 맑게 해주는 콩팥 안의 기관을 사구체(토리)라고 부릅니다.

정수기의 필터와 같다고 생각하시면 되고, 양쪽 콩팥 각각에 100만 개씩 있습니다. 이 필터의 역할이 줄어들거나, 수가 감소하면 콩팥의 기능이 떨어집니다(그림2).

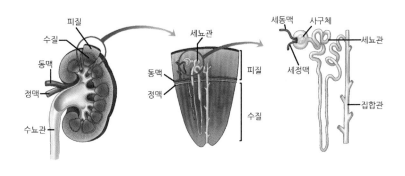

그림 2 신장의 구조, 사구체(토리)

콩팥은 우리 몸의 항상성(몸 밖의 변화하는 환경에 대해 적응하기 위한 기전)을 유지하기 위해서 7가지 중요한 일을 하고 있습니다.

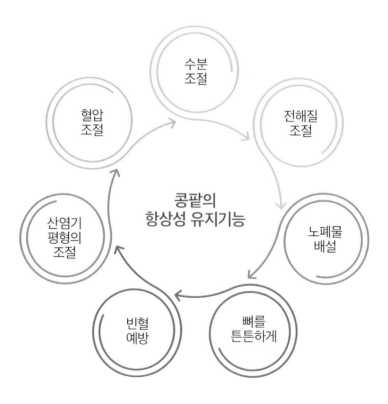

1. 콩팥은 혈압을 조절합니다

　콩팥은 혈압조절에 필요한 여러 가지 호르몬을 내보내어 혈압조절을 하고 있습니다.

　따라서, 콩팥이 나빠지면 혈압조절을 잘 못하게 되어 고혈압이 생기게 됩니다. 콩팥기능이 떨어진 환자분들의 대부분이 고혈압도 함께 가지고 계십니다.

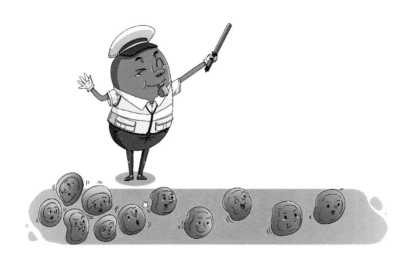

2. 콩팥은 수분을 조절합니다

사람은 하루에 1.5~2ℓ의 수분을 마시고 있습니다. 섭취하는 많은 양의 수분을 소변으로 내보내게 됩니다. 콩팥기능이 나빠지면 섭취하는 수분을 몸 밖으로 내보내지 못하기 때문에 몸이 붓게 됩니다. 콩팥이 나쁜 분들이 몸이 많이 붓는다고 하는 이유가 여기에 있습니다.

3. 콩팥은 전해질을 조절합니다

전해질이란 물에 녹아있는 무기물의 이온을 말하며, 나트륨, 염소, 칼륨, 칼슘, 중탄산 등이 있습니다. 전해질은 전기적인 반응을 일으켜서, 근육운동, 심장운동, 신경의 신호전달을 하게 합니다. 콩팥은 전해질의 농도를 조절하는 역할을 합니다. 콩팥기능이 나빠 전해질 조절이 잘 되지 않으면, 손발저림과 흉부불편감과 심한 경우에는 심장마비도 올 수 있습니다.

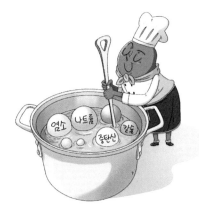

4. 콩팥은 노폐물을 배설합니다

　음식은 우리 몸에 들어 온 후에 여러 과정을 거쳐서 영양분은 이용이 되고, 노폐물은 몸에 쌓이게 됩니다. 콩팥은 소변을 통해서 노폐물을 제거합니다. 콩팥의 기능이 약해져서 노폐물이 몸 속에 쌓이게 되면, 불면, 가려움, 호흡곤란, 구역, 구토 등 여러 가지 요독증상이 생기게 됩니다.

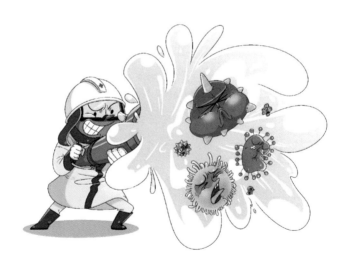

5. 콩팥은 뼈를 튼튼하게 합니다

  콩팥은 뼈의 원료가 되는 칼슘과 인을 조절하고, 비타민D를 활성화시켜 뼈를 튼튼하게 합니다. 콩팥기능이 나빠지게 되면, 칼슘, 인 조절이 잘 되지 않고, 비타민D의 기능이 떨어지고, 부갑상선 호르몬의 이상이 오게 되어, 결국 뼈가 약해지게 됩니다. 또한 혈관 벽에 칼슘이 침착하게 되어 혈관이 딱딱하게 되기도 합니다.

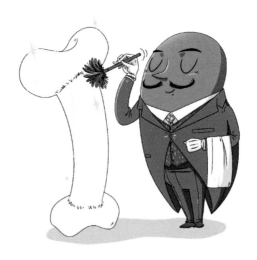

6. 콩팥은 피를 만듭니다

피(적혈구)를 만들어내는 골수가 일을 잘 하도록 자극하는 호르몬인 조혈호르몬(에리트로포에틴)이 있습니다. 콩팥은 조혈호르몬을 분비하여 골수가 피를 잘 만들게 해서, 빈혈을 예방하게 됩니다. 콩팥이 나빠지면 조혈호르몬 생성이 부족하게 되고, 적혈구가 잘 생성되지 않아 빈혈이 생기게 됩니다. 콩팥이 나쁜 분들에서 빈혈이 많이 생기는 이유입니다.

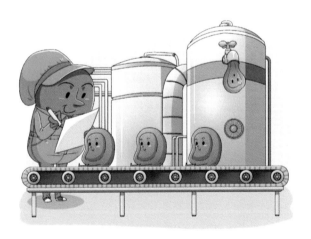

7. 산, 염기 평형을 조절합니다

　세포가 일을 잘 하기 위해서는 우리 몸 안이 약알칼리성 (pH 7.4)을 유지하는 것이 중요합니다. 콩팥은 산, 염기 평형 상태를 조절하여 세포가 최적의 상태에서 일을 할 수 있도록 돕고 있습니다. 콩팥이 나빠지게 되면 몸이 산성으로 바뀌게 되어 세포가 일을 잘 할 수 없으며, 뼈 속의 칼륨과 인 조절에도 영향을 주어서, 뼈도 약해지게 됩니다.

8. 혈당을 조절합니다

　콩팥에는 포도당육인산화효소가 있기 때문에 포도당이 많이 만들어집니다. 또한, 사구체(토리)에서 걸러진 포도당을 재흡수하고, 또 포도당을 이용하면서 혈당을 조절하게 됩니다. 특히 당뇨병 발생과 악화에 따라 콩팥의 기능에 변화가 오게됩니다.

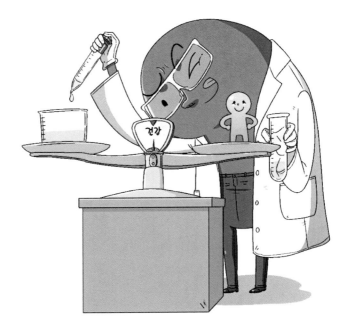

2.
콩팥병 알기 두 번째 시간

만성콩팥병이란?

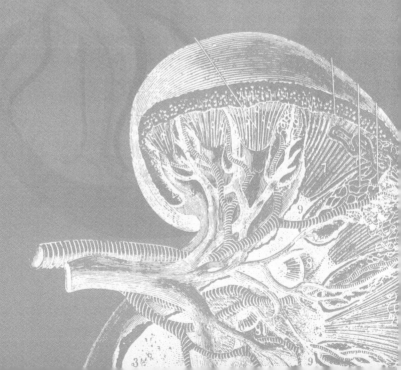

만성콩팥병이란 무엇인가요?

- 콩팥병은 크게 급성콩팥손상과 만성콩팥병으로 나뉘게 됩니다.

- 급성콩팥손상은 수시간에서 수일에 걸쳐 갑자기 콩팥의 기능이 나빠지는 경우를 말하며, 대부분 회복됩니다만, 일부에서는 만성콩팥병으로 진행하게 됩니다.

- 만성콩팥병은 콩팥의 손상으로 정상적인 콩팥의 역할을 할 수 없으며, 회복하지 못하고 손상이 점점 더 진행하게 되는 경우를 말합니다. 사구체여과율(콩팥기능)이 특히 60㎖/min/1.73㎡ 미만, 즉 60점 미만인 경우나, 단백뇨 또는 혈뇨가 계속 있는 경우를 말합니다. 국가 건강검진을 받으면 만성콩팥병이 있는지 확인할 수 있습니다.

> 만성콩팥병은 사구체여과율(콩팥기능)이 60점 미만으로 떨어져 있거나, 단백뇨나 혈뇨가 있는 상태를 말합니다.

- (증례) 45세 여성분이 갑자기 몸이 붓기 시작하고 피곤하다고 오셨습니다. 과거에 회사에 취직할 때에 했던 건강검진 결과에서 혈뇨와 단백뇨가 있었다는 말씀을 들었던 적이 있다고 하였습니다. 최근까지는 특별한 이상 증상이 없었다고 하였습니다. 혈액검사에서 혈청 크레아티닌 수치가 4.5mg/dℓ로 사구체여과율(콩팥기능)이 약 11㎖/min/1.73㎡로 확인되고, 혈뇨와 단백뇨가 매우 많아서,

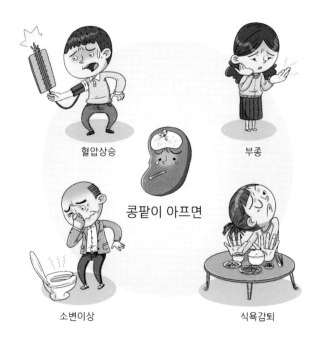

혈압상승   부종

콩팥이 아프면

소변이상   식욕감퇴

사구체 염증에 의한 만성콩팥병으로 생각하고, 혈액투석 치료를 받게 되었습니다. 이 분의 경우는 과거에 입사 당시에 콩팥에 문제가 있었지만, 치료받지 않고 지내시다가 안타깝게도 말기신부전이 되어 투석치료를 받게 된 경우입니다. 콩팥은 기능이 많이 떨어진 이후에야 가벼운 증상으로 시작되는 경우가 많아서, 콩팥병의 이상은 시작 초기에 빨리 발견해서 치료받아야 합니다.

- 만성콩팥병은 대한민국 국민의 7명 중에 1명이 앓고 있습니다. 그러나 대부분 자신이 콩팥병인 것을 모르고 있습니다. 만성콩팥병은 국내에 대략 600만 명이 앓고 있고, 그 중에 10만 명 정도가 콩팥이 더 이상 기능을 하지 못하는 말기신부전으로 콩팥대체 치료(혈액투석, 복막투석, 콩팥이식)를 받고 있습니다.

- 콩팥병이 진행해서 콩팥기능이 나빠지게 되면 여러 증상이 나타나게 됩니다. 혈압이 상승하거나, 눈 주위나 손발이 붓고, 몸 전체가 가렵게 됩니다. 밤에 자다가 일어나서 소변을 자주 보기도 하고, 소변에 거품이 많아집니다. 또 입맛이 없고, 쉽게 피로해질 수 있습니다.

- 콩팥병은 간단한 검사로 알 수 있습니다. 피검사를 해서 혈청 크레아티닌 수치를 확인하면 되고, 소변검사를 해서 단백뇨나 혈뇨가 있는 것을 확인하면 됩니다. 국가검진에서도 검사하는 항목이기 때문에, 검진을 꼭 챙겨서 하시고, 담당의사와 검사결과에 대해 꼼꼼하게 상의해야 합니다.

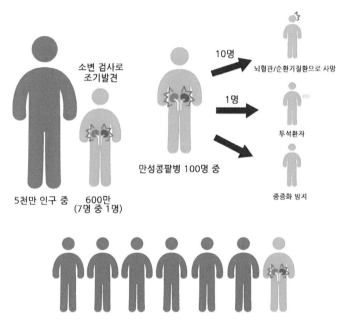

소변 검사로
조기발견

10명
뇌혈관/순환기질환으로 사망

1명
투석환자

중증화 방지

만성콩팥병 100명 중

5천만 인구 중   600만
(7명 중 1명)

우리나라 인구 7명 중 1명은 만성콩팥병 환자입니다

- 콩팥병은 초기에 발견해야 합니다. 콩팥병이 있으면 콩팥의 7가지 기능이 떨어져서 몸의 항상성을 유지하기 어렵게 되고, 이와 함께 많은 불편한 증상이 생기게 됩니다. 게다가 콩팥병이 있으면 심혈관, 뇌혈관 질환의 발생률이 높아지게 됩니다. 그러나 초기에 발견해서 치료를 받게 되면 콩팥병의 진행을 최대한 억제할 수 있습니다. 현재 심혈관, 뇌혈관 질환을 앓고 계시는 분도 자신의 콩팥은 이상이 없는지, 거꾸로도 한번 생각해 보셔야 합니다.

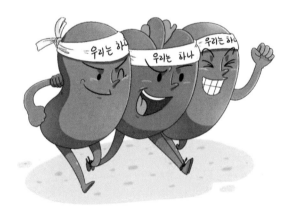

- 만성콩팥병의 원인 첫 번째는 당뇨병, 두 번째는 고혈압입니다. 특히 당뇨병은 매년 앓고 있는 사람이 늘어나서 잠재적인 만성콩팥병 환자분도 많이 늘어나고 있습니다.

- 콩팥은 피를 걸러 맑게 만드는 기관으로 혈관이 많이 분포하는 장기입니다. 혈관병인 당뇨병, 고혈압이 콩팥의 많은 혈관에 영향을 주어서 만성콩팥병이 생기게 됩니다.

- 당뇨병, 고혈압을 앓고 계신 분이나, 가족 중에 콩팥이 나쁜 분이 계신 분은 꼭 콩팥병이 있는지 확인해 보셔야 합니다.

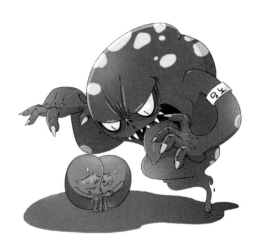

- 만성콩팥병의 세 번째로 원인은 사구체(토리)의 염증입니다. 콩팥의 필터에 염증이 생기게 되어 문제가 생기는 병입니다.

- 만성콩팥병의 이 외의 원인들로 진통제, 항생제, 검증되지 않은 건강보조식품, 그리고 요즘 영상촬영에 사용되는 조영제 주사가 있습니다.

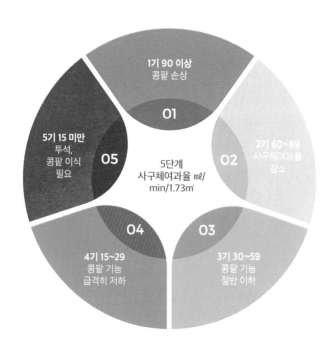

- 만성콩팥병은 사구체 여과율(콩팥기능)에 따라 단계를 나누고 있습니다. 90점 이상을 1단계, 60~90점을 2단계, 30~60점을 3단계, 15~30점을 4단계, 15점 미만을 5단계라고 합니다. 60점 미만인 경우는 콩팥의 기능이 절반 정도 밖에 유지 되지 않는 것을 말하고, 15점 미만인 경우는 투석치료가 필요한 경우를 말합니다.

- 만성콩팥병에서 이미 손상된 부분은 다시 회복되기가 어렵지만, 콩팥병의 진행을 억제하는 치료를 하게 되면, 콩팥은 더 나빠지지 않고 오래 사용할 수 있습니다.

3.
콩팥병 알기 세 번째 시간

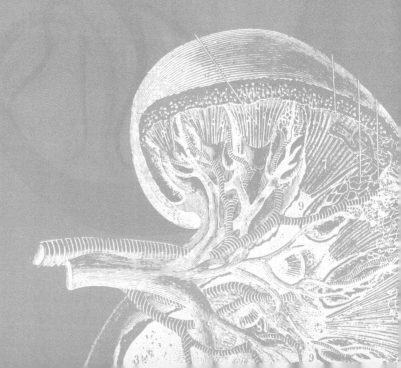

콩팥병은 어떻게 관리해야 하나요? I

: 생활습관을 바로 잡읍시다
콩팥이 일을 적게 하는 몸을 만들어야 합니다

'건강한 체중을 유지합시다.'

키에 비해서 체중이 많이 나가게 되면, 혈압이 올라가게 됩니다. 혈압이 올라가게 되면 콩팥이 힘들어 집니다. 따라서, 체중을 줄이면 혈관에 주는 부담이 줄어 혈압도 줄이고 콩팥을 건강하게 할 수 있습니다. 특히 운동을 통한 체중 감량은 고혈압치료약물의 효과도 좋게 하고, 심장병의 예방도 가져옵니다. 또, 당뇨병과 대사성 증후군 등 다른 만성질환을 예방하는 데에도 좋습니다.

'건강한 체중'을 유지해야 하는데, 체질량지수(체중 나누기 키의 제곱)를 구한 후, 그 값이 25kg/㎡보다는 적게, 허리 둘레는 여성에서는 88㎝, 남성에서는 102㎝ 아래로 유지하도록 권장하고 있습니다.

'싱겁게 먹어야 합니다.'

한국사람은 젓갈, 국물이 많은 음식, 염장식품이 많이 먹기 때문에 소금섭취가 많습니다. 소금은 피를 진하게 만들어, 혈관 안에 물이 많이 있게 합니다. 좁은 혈관에 많은 물이 있다 보니 혈압이 높아질 수 밖에 없습니다.

콩팥은 몸에 이용하고 남은 불필요한 소금을 몸 밖으로 빼내는 일을 하고 있는데, 짜게 먹을수록 혈압이 높아져서 콩팥을 힘들게 하고, 또 소금을 내 보내는 일을 많이 하게 되어 콩팥에 부담을 주게 됩니다.

싱겁게 먹기 위한 식사 방법

"신선한 식품을 먹고,
국그릇을 줄이고 찌개음식을 줄인다.
나트륨 배출을 돕는 과일, 야채를 많이 충분히 섭취한다."

'담배를 끊읍시다.'

담배를 피우게 되면 폐가 나빠진다는 사실은 많이 알고 계십니다. 그러나 담배를 피우게 되면 콩팥이 나빠진다는 사실은 모르는 분이 많고, 콩팥병으로 치료 받고 있는 분들 중에도 흡연하시는 분이 아직 많이 있습니다.

콩팥은 피를 깨끗하게 하는 장기이기 때문에 혈관이 아주 많이 지나갑니다. 흡연을 하면 콩팥으로 가는 작은 혈관이 수축하기 때문에, 혈액의 양이 줄어들어서 콩팥이 나빠지게 됩니다. 매일 담배 한 갑을 피우게 되면, 콩팥이 망가져서 투석치료를 받을 위험이 무려 5배나 증가하게 됩니다.

"매일 담배 한 갑 = 투석위험도 5배 증가"

'과도한 음주는 피합니다.'

술을 마시게 되면 혈압이 올라가고 단백뇨가 많이 생기게 됩니다. 꼭 술을 드셔야 한다고 하면, 술은 하루 2잔 이하로 섭취하는 것이 좋습니다.

소주는 소주잔으로, 맥주는 맥주잔으로 그 술에 맞는 잔으로 하루 2잔 이하로 드셔야 합니다. 콩팥이 나쁘게 되면 뇌혈관 질환이 잘 발생하게 되는데, 이 경우 음주를 하게 되면 뇌졸중이 발생할 위험이 6배나 증가하게 됩니다.

'꼭 필요한 약을 콩팥기능에 맞게 복용합니다.'

콩팥이나 몸에 좋다고 알려진 많은 건강보조식품이 콩팥에 해가 있는지 여부는 알려지지 않았기 때문에 조심해야 합니다. 아무리 좋은 건강보조식품도 콩팥에 어떤 영향을 주는지 잘 모르기 때문에, 콩팥기능이 떨어진 분이 건강보조식품을 드시는 경우에 콩팥이 더 빨리 나빠질 수 있습니다. 남들이 건강에 좋다고 말하는 식품들도 남들에게는 좋을 수 있지만, 콩팥에는 좋지 않을 수 있어서, 항상 조심해서야 합니다.

진통제, 항생제 등의 약물도 콩팥기능에 맞는 용량으로 복용해야 합니다. 우리가 먹는 약물은 몸 안에서 간과 콩팥을 통해 소화가 되게 되는데, 콩팥기능에 맞지 않는 용량을 먹게 되면 약의 부작용이 증가하거나 콩팥의 기능을 더 나쁘게 할 수 있습니다.

'진통제, 항생제, CT 조영제도 조심해야 합니다.'

진통제와 항생제는 많은 약물이 콩팥에 해롭기 때문에, 복용할 때에는 콩팥기능에 따라 용량을 조절해서 복용하셔야 합니다. 그리고 CT 조영제의 경우도 콩팥에 독성이 있어서, 콩팥 기능이 떨어지신 분께서는 CT를 찍으실 때에는 담당의사와 꼭 상의해서, CT 조영제가 콩팥에 주는 영향을 최소화 할 수 있도록 해야 합니다.

연세가 많은 분들은 콩팥의 기능이 이미 떨어져 있는 경우가 있어서, 간단한 감기약, 진통제를 드시는 경우에도 매우 조심하셔야 합니다.

'정기적인 운동을 합니다.'

정기적인 운동은 콩팥건강에 도움이 됩니다. 주 3회 이상 한번 할 때에 30분에서 1시간 정도합니다. 운동은 혈압과 혈당을 효과적으로 조절하고, 심혈관계 능력을 좋게 합니다.

4.
콩팥병 알기 네 번째 시간

콩팥병은 어떻게 관리해야 하나요? II

: 약물치료에 관하여

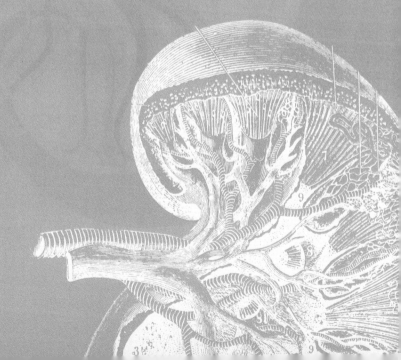

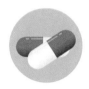

- 콩팥 기능이 나쁜 분들이 고혈압도 많이 앓고 있습니다. 고혈압이 있으면 콩팥에 압력이 높아져서 사구체(토리)가 손상을 받아서 콩팥기능이 떨어지게 되고, 반대로 콩팥 기능이 떨어지게 되면 혈압조절이 잘 되지 않아 고혈압 이 생기게 됩니다. 싱겁게 먹고, 건강한 체중을 유지하고, 고혈압 치료약을 잘 복용하여, 목표 혈압으로 잘 조절하게 되면, 콩팥을 건강하게 유지할 수 있습니다. 혈압 약을 복용하면서 혈압이 목표에 도달했는지 항상 확인해야 합니다.

혈압을 140/90mmHg 미만으로 유지해야 하고, 단백뇨가 있으면 130/80mmHg 미만으로 더 낮게 유지해야 합니다.

혈압의 분류

분류		측정 혈압	
		최고혈압(mmHg)	최저혈압(mmHg)
정상	정상혈압	< 120	< 80
	고혈압전단계	120~139	80~89
고혈압	1기 고혈압	140~159	90~99
	2기 고혈압	≥ 160	≥ 100

참고문헌: JNC 7 hypertension guideline, Hypertension 42: 1206, 2003

- 혈압약을 복용하면서 혈압이 정상으로 조절이 되더라도 갑자기 중단하게 되면 혈압이 많이 올라갈 수 있어서, 임의로 중단하시면 안됩니다. 혈압이 지속적으로 정상으로 되면, 담당의사와 상의 후에 혈압약을 줄여볼 수 있습니다.

약품명	발생 가능한 부작용
노바스크, 아모디민, 올데카, 아달라트오로스, 마디핀, 자니딥	두통, 안면홍조, 변비, 부종
타나트릴, 캡토프릴	마른기침
디오반, 코자, 아프로벨, 프리토, 아타칸	어지러움, 고칼륨혈증
테놀민, 딜라트렌, 콩코	서맥, 어지러움, 천식, 불면증

혈당을 정상으로 유지해야 합니다.

 당뇨병으로 인해서 피 속의 혈당이 높아지게 되면, 혈관이 손상되게 됩니다. 큰 혈관뿐 아니라, 눈이나 콩팥 속의 미세혈관도 손상을 주게 되는데요, 특히 콩팥은 피를 걸러주는 장기이기 때문에 혈관이 많이 지나갑니다. 따라서 당뇨병으로 인해서 혈관이 손상되게 되면 콩팥도 나빠지게 됩니다. 콩팥병의 진행을 막기 위해서 가능한 당화혈색소는 7.0%가 넘지 않도록 하고, 공복혈당은 70-130㎎/㎗, 식후혈당은 180㎎/㎗ 이하로 유지해야 합니다. 또 콩팥기능이 떨어지게 되면, 체내에 인슐린이 머무르는 시간이 많아지게 되므로, 저혈당이 잘 올 수 있게 됩니다. 따라서 콩팥기능이 나쁜 분들은 저혈당을 조심해야 합니다. 한편으로는 당뇨병 환자분들 중에 혈당 조절이 잘 되지 않다가, 갑자기 혈당 조절이 잘 되는 경우에는 오히려, 콩팥이 나빠진 것은 아닌지 확인해 보아야 합니다.

> 공복혈당은 70~130㎎/㎗, 식후 혈당은 180㎎/㎗ 이하로 유지합니다.
> 혈당은 당화혈색소가 7.0% 넘지 않도록 합니다.

'고지혈증(이상지질혈증)을 치료해야 합니다.'

고지혈증이란, 피 안에 지방이 과도하게 높아진 상태입니다. 고지혈증은 동맥경화를 유발하고, 협심증, 심근경색증의 위험을 높입니다. 콩팥은 혈관이 많이 지나가는 장기이기 때문에 피 안에 지방이 많게 되면 콩팥이 나빠지게 됩니다. 만성콩팥병 환자에서 고지혈증을 치료한 경우에 심혈관질환의 발생이 감소하는 것으로 알려져 있습니다. 국가건강검진에서도 고지혈증 검사를 시행하기 때문에, 꼭 검사를 받아 고지혈증이 있는지 확인해봐야 합니다.

콜레스테롤의 정상치	
총 콜레스테롤(mg/dℓ)	
≥ 240	높음
200-239	다소 높음
< 200	정상
저밀도 콜레스테롤(mg/dℓ)	
≥ 160	높음
130~159	다소 높음
100~129	낮은편
< 100	정상

- 고지혈증 치료제는 부작용으로 근육통, 근육경련, 횡문
  근육해증 등이 나타날 수 있는데 이 경우는 즉시 담당의
  사에게 알려야 합니다.

빈혈을 치료해야 합니다.

  만성콩팥병을 앓으시는 분들 중에 피로감을 호소하시는
분들이 많습니다. 요독증도 피로를 유발할 수 있지만, 많은
경우 빈혈이 함께 있어서 피로하게 됩니다. 콩팥 기능이 떨
어지게 되면, 조혈호르몬의 생산이 부족해져서, 피가 잘 만
들어지지 않게 됩니다. 이 경우에 조혈호르몬을 맞게 되면
피의 생산이 늘어나서 빈혈이 개선되게 됩니다.
  만성콩팥병 환자에서 빈혈을 치료하면 콩팥기능이 나빠지
는 것을 막습니다. 콩팥기능이 나빠지는 것을 막고, 심장의
부담을 줄여주어서 심장의 건강을 돕게 됩니다.

- 조혈호르몬의 부작용으로 조혈제 투여 후에 일시적으로
  혈압이 상승할 수 있습니다.
- 담당 의사와 상의 후에 조혈제를 알맞은 용량으로 맞으
  셔야 합니다.

고칼륨혈증을 치료해야 합니다.

 콩팥 기능이 떨어지게 되면 소변으로 빠져나가는 칼륨이 감소하기 때문에 몸 속에 칼륨의 농도가 올라가게 됩니다. 오랜기간 칼륨이 높은 상태를 유지하게 되면 증상이 없는 경우도 있지만, 손발저림과 가슴답답한 증상도 생길 수 있습니다. 칼륨이 높으면 심장에도 영향을 주기 때문에 치료해야 합니다.

 칼륨 조절제는 카리메이트, 카슈트, 카로스, 로포타, 아가메이트 젤리 등이 있습니다. 특히 칼륨은 야채와 과일에 많이 들어있기 때문에, 칼륨섭취에 대한 영양교육을 꼭 받아야 합니다.

 - 칼륨조절제의 부작용으로 변비가 생길 수 있습니다.

5.
콩팥병 알기 다섯 번째 시간

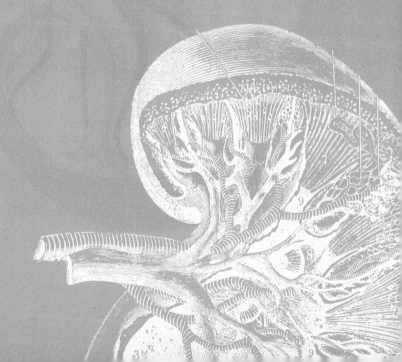

콩팥병에 무엇을 먹어야 하나요?

: 식사에 관하여

콩팥병 환자는 잘 먹어야 합니다. 음식섭취를 주의해야 하지만, 영양부족이 되어서는 안됩니다. 콩팥병을 가지고 있으면서 영양결핍이 있게 되면 건강이 나빠지기 때문에 정기적으로 영양상태를 확인 받아야 합니다. 특히, 콩팥기능이 떨어져 있으면 몸 속의 나트륨, 칼륨, 인, 단백질을 잘 조절해서 먹어야 합니다.

싱겁게 먹어야 합니다.

짜게 먹게 되면 혈압이 오르고, 체내의 수분량이 늘어나 몸이 붓게 되고, 콩팥에 부담을 주게 됩니다.

과일과 야채를 알맞게 먹습니다.

콩팥기능이 정상인 경우, 과일과 야채에 포함된 칼륨이 몸 속의 소금 배출을 촉진해서 혈압 상승을 억제하는 효과가 있어서 도움이 됩니다.

그러나 콩팥기능이 떨어진 경우에, 콩팥 기능에 비해 많은 과일과 야채를 먹게 되면 몸 속의 칼륨 성분이 늘어나서 심장에 부담을 주기 때문에 과일과 야채는 콩팥기능에 맞추어 알맞게 먹어야 합니다. 콩팥기능이 떨어져 있는 분이라면, 담당의사와 과일과 야채 섭취에 대해 상의해야 합니다.

단백질 섭취는 적절하게 해야 합니다.

우리 몸에서 열량을 내는 영양소 중에 단백질은 몸에서 이용된 후에 노폐물로 바뀌게 됩니다. 콩팥은 이 노폐물을 몸 밖으로 내보내게 됩니다.

고단백 식사를 하게 되면 노폐물이 몸에 쌓이게 되므로, 노폐물 생성을 줄이기 위해서 단백질은 꼭 필요한 만큼만 섭취해야 합니다.

그러나 그러나 단백질 섭취를 너무 줄이게 되면 열량섭취가 부족해지면서 영양부족 상태가 될 수 있어서 또한 주의해야 합니다.

인의 섭취도 적절하게 해야 합니다.

섭취한 인은 콩팥을 통해서 몸 밖으로 빠져나가게 되는데, 콩팥 기능이 떨어지게 되면 몸에서 인을 밖으로 내보내는 기능이 떨어지게 됩니다. 콩팥기능이 떨어져 있는 경우에는 인이 몸 안에 축적되게 됩니다.

이렇게 되면 부갑상선 호르몬과 활성형 비타민 D에 영향을 주는 여러가지 기전을 통해 뼈가 약해지고, 혈관 벽에 갈슘이 침착하게 되어 혈액순환에 나쁜 영향을 가져오게 됩니다. 따라서 콩팥기능이 떨어진 분은 인의 섭취도 적절하게 해야 합니다.

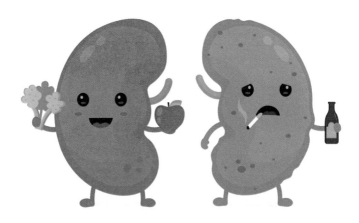

6.
콩팥병 알기 여섯 번째 시간

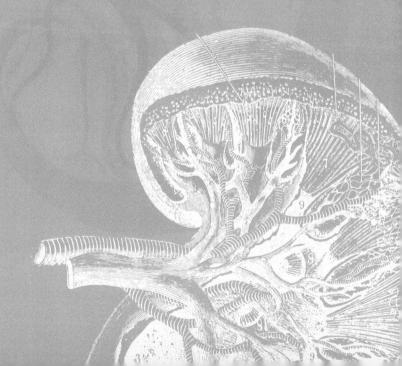

말기신부전의 치료는 어떻게 하나요?

: 투석비용, 혈액투석/복막투석, 신장이식

콩팥대체 치료를
원하지 않는 경우

콩팥대체 치료란 콩팥기능이 많이 떨어진 말기 신부전에서 콩팥기능을 대신하는 치료를 말하며, 혈액투석, 복막투석 그리고 콩팥이식 치료가 있습니다.

이전에는 고령의 경우에 콩팥대체 치료를 하지 않는 경우도 있었습니다. 그러나 최근에는 연령만으로 콩팥대체 치료 여부를 결정하지는 않습니다. 대신 치매와 같이 인지장애를 가지고 있거나, 스스로 일상생활을 영위하기 어려운 경우, 말기암을 앓고 있는 경우에는 환자, 보호자와 충분한 상의를 거쳐서 콩팥대체 치료 여부를 결정하게 됩니다.

콩팥대체 치료를 받는 긴 투병기간 동안 다양한 합병증을 경험하고, 삶의 질이 저하되기도 하며, 힘든 치료 과정을 죽음 직전까지 겪게 되는 경우가 있기 때문에, 치료에 대한 충분한 정보와 상의가 필요합니다.

만약, 본인이 콩팥대체 치료를 하지 않기로 결정했다만, 이후의 치료 방향에 대해 담당의사와 상의하고, 사전의료 의향

서를 미리 작성해 두도록 합니다. 콩팥대체 치료를 받지 않는 경우에는 영양관리, 빈혈치료, 전해질 교정, 부종 등의 치료와 관리를 하는 적극적인 보존적 치료를 하게 됩니다.

혈액투석이란?

투석기계를 이용하여, 혈액 속의 수분과 노폐물을 제거하는 방법입니다. 환자의 혈액을 투석기계에 보내어 필터를 통해서 노폐물과 수분을 제거한 후에 다시 환자에게 보내는 치료입니다. 요독은 매일 만들어지고, 쌓이기 때문에 혈액투석 치료는 주 3회 하게 되고, 한번 할 때에 4시간 동안 하게 됩니다. 현재 혈액투석은 병원에 꼭 방문해야만 할 수 있는 방법입니다.

- 혈액투석을 받기 위해서는 혈관접근로(동정맥루) 수술을 받아야 합니다. 콩팥기능이 많이 떨어져 있으면 담당의사와 상의 후에 혈관접근로를 미리 만들어 두는 것이 좋습니다. 수술 후에 약 2달 정도 되어야 수술받은 혈관접근로로 투석을 진행할 수 있습니다.

급하게 투석을 해야 하는 경우나 혈관이 좋지 않은 경우
는 혈액투석용 관을 삽입해서 투석을 시행하기도 합니다.

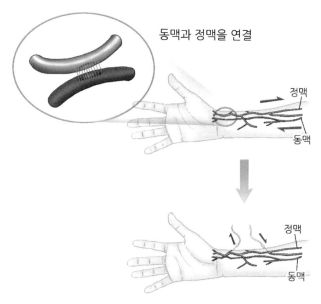

동맥과 정맥을 연결

정맥

동맥

정맥

동맥

굵어진 정맥을 통해 혈액투석을 시행

혈액투석을 위한 투석접근로 수술법

복막투석이란?

투석 도관을 통해서 배 안에 복막액을 넣은 후에 일정한 시간마다 교환하게 되면 우리 몸 속의 노폐물과 수분이 복강의 투석액으로 빠져나가게 되고, 이것을 다시 밖으로 빼내는 과정을 반복하게 됩니다.

혈액투석과 달리 복막투석은 가정, 직장, 학교에서 환자 자신이 직접 할 수 있어, 투석치료를 위해 병원에 오지 않아도 되는 장점이 있습니다.

혈액투석과 복막투석은 각각 의학적인 장단점이 다르고, 또 자신이 처한 상황을 고려해야 하기 때문에 어떤 투석 방법을 선택할 것인지는 담당의사와 잘 상의해서 결정해야 합니다.

- 복막투석을 하려면 복막액을 넣고 뺄 수 있는 배 안쪽과의 연결을 위해 도관을 삽입하는 시술을 받아야 합니다. 이 시술을 받은 후 2~3주가 지나면 소량씩 복막투석을 시작하게 되고, 점차 투석액을 늘리게 됩니다.

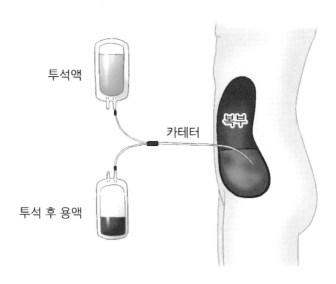

투석액

카테터

복부

투석 후 용액

콩팥이식이란?

 콩팥이식을 받게 되면 거의 정상 콩팥기능을 가지기 때문에 정상적인 식사와 생활이 가능합니다. 그러나 상대적으로 긴 대기 기간, 수술전 검사와 수술 비용, 거부반응의 위험성, 장기복용해야 하는 면역억제제의 부작용은 콩팥이식 치료를 망설이게 하기도 합니다.

수술과 면역억제제를 이겨내기 어려운 고령의 경우는 콩팥이식이 어렵고, 암 또는 뇌졸중이 있거나, 심장과 호흡기의 기능이 좋지 않을 때에도 수술 받기가 어렵습니다.

의료비 지원

　혈액투석, 복막투석, 신장이식 환자분은 희귀, 난치성 질환에 해당되어 소득 및 재산기준을 평가해서 의료비 지원을 해주게 됩니다. 콩팥대체 치료를 한지 일정한 기간이 지나게 되면 장애인 진단을 받게 되고, 국민연금 관리공단에서도 자격요건에 따라 연금을 지급하게 됩니다.

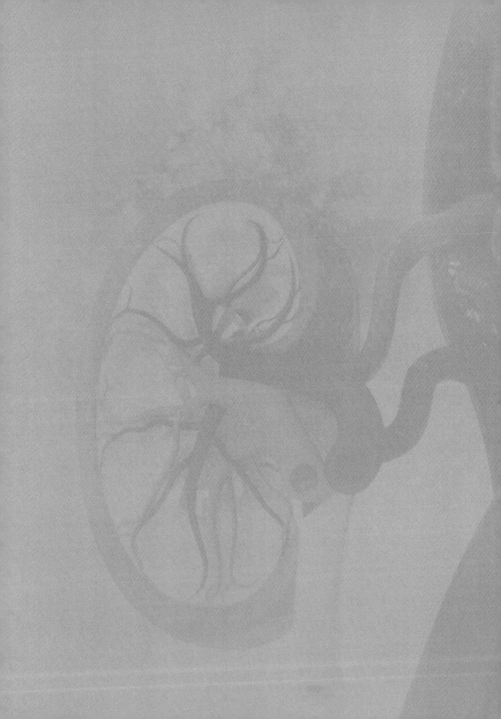

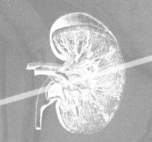

PART 2

———

콩팥병과 음식

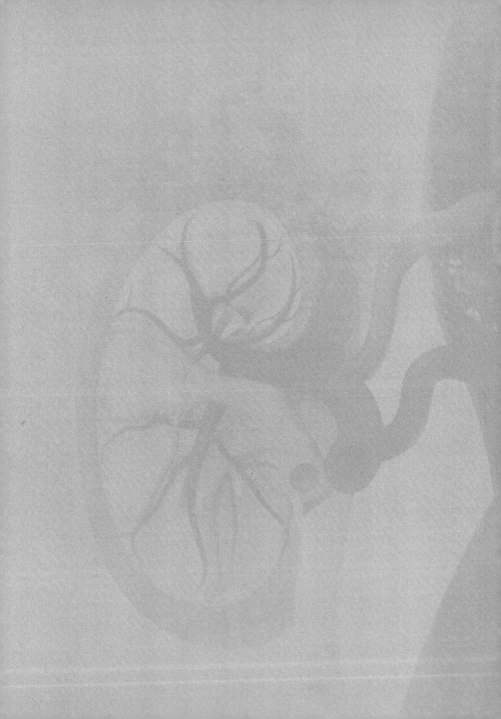

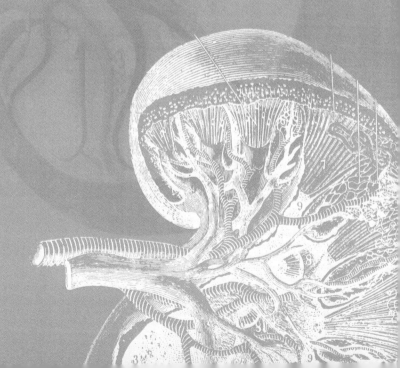

영양과 식사

1. 콩팥병이 생기면 왜 음식을 조절해야 하나요?

콩팥이 나빠지는 것을 최대한 막기 위해서,
콩팥병 때문에 생기는 합병증을 막기 위해서,
콩팥병 환자로서 최대한 건강하고 행복한 생활을
하기 위해서입니다.

2. 평생 즐겨먹던 음식을 못 먹게 되는 건가요?

콩팥이 알아서 척척 몸의 균형을 맞춰주던 일을 이제,
우리가 도와주어야 합니다.
평소에 하던 식사를 전부 바꿔야 하는 것은 아니지만,
특정 음식이나 영양소를 균형에 맞지 않게 너무 많이
혹은 너무 적게 드셨다면 그 식습관은 바꾸어야 합니다.

3. 무엇을 바꿔야 하나요?

콩팥병 환자 모두에게 맞는 하나의 식사요법은 없습니다.
콩팥의 기능이 어느 정도 남았는지, 투석을 시작했는지,
당뇨나 다른 질환이 있는지에 따라 달라집니다.
각자에게 맞는 열량, 단백질, 나트륨(소금), 칼륨, 인, 칼슘,
수분량을 알고 나에게 맞는 식사요법을 계획해야 합니다.

4. 왜 열량, 단백질, 나트륨, 칼륨, 인, 칼슘을 조절해야 하나요?

열량

지속적으로 열량 섭취가 부족하면 근육이나 몸의 단백질이 분해되고 몸무게가 줄어들어 쉽게 피로해지고 몸 안에 찌꺼기가 쌓이고 또 감염 위험도 높아집니다. 한편 열량 섭취가 많아서 비만해지면 혈액이나 찌꺼기를 걸러야 하는 콩팥의 일이 많아져 콩팥이 힘들어지고 고혈압과 당뇨 등 만성질환의 조절을 어렵게 합니다.

단백질

단백질은 근육과 몸의 조직을 만들고 감염과 싸웁니다. 단백질 필요량은 체격, 콩팥병의 진행 정도, 소변의 단백질 배설량에 따라 달라집니다. 콩팥병이 진행되면 단백질 찌꺼기를 걸러내지 못해 몸에 쌓이게 되므로 단백질 섭취량을 제한해야 합니다. 그러나 투석을 시작하게 되면 투석 과정에 빠져나가는 단백질을 보충해야 하므로 충분한 양을 드셔야 합니다.

나트륨(염분)

　콩팥이 제 기능을 하지 못하면 몸 안의 나트륨을 조절하지 못합니다. 나트륨은 소금이나 간장 등 염분을 통해 주로 섭취하게 되는데 콩팥병 환자가 염분을 많이 섭취하면 몸 안에 수분이 쌓이고 몸이 붓고 혈압이 올라가고 심장이 압력을 받게 됩니다.

　2016년도 국민영양통계에 따르면 한국인의 평균 나트륨 섭취량은 약 3700mg(소금 9.3g)입니다. 만성콩팥병 환자의 권장 섭취량은 2000mg(소금 5g) 이하이므로 평소 드시던 음식 중 나트륨이 많은 식품을 많이 제한해야 됩니다.

칼륨(포타슘)

　칼륨은 특별한 맛을 느낄 수 없는 영양소이고 다양한 식품에 들어있습니다. 콩팥이 칼륨을 조절하지 못하면 심장을 포함한 여러 근육에 문제를 일으킬 수 있어 섭취량을 조절해야 합니다.

　2008년~2012년 국민건강영양조사 분석자료(질병관리본부, 2008~2012)에 의하면 한국인의 1일 칼륨 평균섭취량은 대략 남자 3500mg, 여자 2700mg입니다. 만성콩팥병 환자의 권장 섭취량은 2000mg(50mEq) 이하이므로 평소 드시던 음식 중 칼륨이 많은 식품의 제한이 필요하게 됩니다.

고칼륨혈증 예방을 위해서 소변량이 줄어들면 제한을 시작해야 합니다.

인

콩팥의 기능이 떨어져서 여분의 인을 몸 안에 쌓아놓게 되면 뼈 속의 칼슘이 빠져 나와 뼈가 약해지게 되고 빠져 나온 칼슘은 혈관, 폐, 눈, 심장까지 위험하게 할 수 있습니다. 따라서 음식을 통한 인의 섭취를 조절해야 합니다.

인은 주로 고단백 식품(예: 돼지고기, 소고기, 닭고기, 생선, 달걀, 유제품 등)에 많이 들어있습니다. 가공 식품의 경우 식품이 건조되지 않게 하고 유통 기한을 늘리기 위해 추가로 인산이 첨가되는 경우가 많으므로 주의해야 합니다.

2008년~2012년 국민건강영양조사 분석자료(질병관리본부, 2008~2012)에 의하면 한국인의 1일 인 평균섭취량은 대략 1000~1500㎎/일로 평가되고 있습니다. 만성콩팥병 환자의 권장 섭취량은 800~1000㎎ 이하이므로 신부전 초기단계부터 평소 드시던 음식 중 인이 많은 식품은 제한해야 합니다.

5. 어떻게 식사를 조절해야 하나요?

단백질

 - 채소나 곡물에 있는 식물성 단백질보다 동물성 단백질이 좋습니다. 우리 몸에서 만들 수 없어 식품으로부터 섭취해야 하는 필수아미노산이 동물성 단백질에 주로 들어있기 때문입니다.

 - 쇠고기와 돼지고기의 살코기, 닭고기(껍질 벗긴 것), 생선, 달걀(특히 흰자)가 우리 몸에서 쓰기 질 좋은 동물성 단백질 음식입니다.

 - 단백질 식품 중에 우유, 치즈, 요거트 등의 유제품, 육류의 내장, 콩, 멸치, 어묵, 가공육, 통조림 식품 등은 나트륨, 인이 많아 소량만 섭취하거나 피하는 것이 좋습니다.

나트륨(염분)

 - 하루 나트륨 섭취 권장량은 2000㎎이고 소금으로 5g입니다.

그러나 하루 평균 섭취하는 식품 자체에도 1~2g 정도의 염분이 포함되어 있기 때문에 요리에 첨가할 수 있는 순수한 소금의 양은 하루 3~4g(나트륨으로 1200~1600㎎)입니다.

- 패스트푸드, 가공식품, 즉석식품, 냉동식품, 통조림에는 많은 양의 나트륨이 들어있습니다. 신선 식품을 이용하여 직접 요리하면 이러한 식품들에 들어있는 나트륨 양을 조절할 수 있습니다. 또 식품의 포장에 표시된 영양성분표에 있는 나트륨 함량을 확인하고 나트륨이 많은 식품의 섭취를 피해야 합니다.

표 1. 나트륨이 많은 식품의 예

나트륨이 많은 식품	
장류	간장, 된장, 고추장 등
염장식품	김치, 젓갈, 장아찌
가공식품	햄, 소시지, 베이컨, 치즈
스낵	크래커, 감자칩, 가염 견과류, 팝콘
	파운드케익, 머핀, 쿠키 등 베이킹파우더(탄산수소나트륨) 사용한 제과 제빵류

표 2. 소금 1g에 해당하는 식품

소금 1g이 들어있는 식품의 양(g)		눈어림치
소금	1	1/5 티스푼
라면스프	2	스프 1/5봉
합성 조미료	3	1/2 티스푼
새우젓	4	1/2 티스푼
진간장	5	1 티스푼
멸치액젓	7	1 티스푼
된장	8	1/2 큰숟가락
굴소스	9	1/2 큰숟가락
춘장(자장)	12	2/3 큰숟가락
고추장	12	2/3 큰숟가락
쌈장	12	2/3 큰숟가락
청국장.찌개용	13	2/3 큰숟가락
머스타드	14	2/3 큰숟가락
케첩	30	2 큰숟가락
명란젓	11	1/6 덩어리
마늘장아찌	18	5알
오이지	28	오이지 1/4 개
김치	35	3쪽
단무지	36	4쪽
체다치즈	36	2장
햄	45	엄지손가락 두 개 크기

TIP.

눈어림치로 '소금 등의 식품의 양'을 조절하려면 훈련이 필요합
니다.

1. 계량저울, 계량스푼, 계량컵 또는 물약을 담는 눈금 있는
   빈 통을 준비합니다.
2. 정확한 분량을 계량용 도구에 담습니다.
3. 계량해 놓은 양념을 자주 사용하는 숟가락에 옮겨 담아 봅
   니다.
4. 휴대폰 사진기로 찍어 놓거나 눈에 익혀놓습니다.
5. 다음 요리할 때는 눈에 익혀놓은 양을 눈어림치 기준으로
   삼아 양을 조절해 봅니다.

칼륨(포타슘)

- 칼륨은 물에 녹으므로 다음의 제거법을 사용하면 섭취량을 줄일 수 있습니다.

  잘게 자를수록, 온도가 높은 물로 양이 많을수록, 오랜 시간 담글수록 잘 제거됩니다.

① 채소류는 껍질과 줄기에 칼륨이 많으므로 껍질을 벗겨서 사용합니다.

② 채를 썰거나 잘게 토막을 내어 물에 2시간 이상 담가 둡니다.

③ 2시간 담근 재료를 다시 헹군 후 조리합니다.

④ 많은 양의 물에서 데치거나 끓인 후 그 물은 버리고 조리합니다.

- 칼륨 제거법으로도 식품에 포함된 모든 칼륨이 제거되는 것은 아닙니다. 줄일 수 있는 칼륨의 양은 원래 함유량의 20~30% 정도이므로 칼륨이 많은 식품은 아예 섭취를 하지 않는 것이 좋습니다.
- 저염 소금이나 저염 간장에도 칼륨이 다량 들어있는 제품이 있으므로 성분을 확인한 후 사용합니다.

표 3. 식품의 칼륨함량

칼륨이 많은 식품	
곡류군	토란, 감자, 붉은팥, 녹두, 은행, 옥수수, 율무, 차조, 오트밀, 차수수, 검정쌀, 현미쌀
어육류군	노란콩, 검정콩, 건오징어, 잔멸치, 생선통조림, 치즈, 프랑크소세지, 로스햄, 런천미트, 조갯살, 깐홍합, 어묵
채소군	물미역, 쑥, 고춧잎, 시금치, 늙은호박, 머위, 죽순, 취, 양송이버섯, 아욱, 근대, 부추, 단호박
지방군	땅콩, 아몬드
과일군	멜론, 토마토, 바나나, 천도복숭아, 곶감, 앵두, 참외, 키위
열량보충간식	흑설탕, 초콜릿, 로얄젤리

칼륨이 적은 식품	
곡류군	흰쌀, 삶은 국수, 식빵, 박력분, 백설기, 가래떡
어육류군	삶은 고기, 전복
채소군	배추, 양상추, 가지, 숙주, 콩나물, 피망, 무, 오이, 양파, 양배추, 무청, 냉이, 마늘, 대파, 팽이버섯, 생표고, 치커리, 당근, 달래, 풋고추, 더덕
지방군	식용유, 참기름, 들기름, 버터
과일군	사과, 단감, 연시, 귤, 포도, 자두, 파인애플, 레몬

인

- 인은 다양한 식품 내에 존재합니다. 채소 등 식물성 식품에 들어있는 인의 체내 흡수율은 50% 이하이고 고기 등의 동물성 식품과 유제품의 흡수율은 40~60%, 식품첨가물로 첨가된 인산의 흡수율은 90% 이상입니다. 현재 식품포장에 안내되는 영양정보에는 식품내의 인 함량이 나와있지 않으므로 일단, 흡수가 잘 되는 인산(산미료, 산도조정제, 팽창제, 안정제, 유화제, 산화억제제 등)이 첨가된 콜라, 가공육(햄), 스낵, 냉동식품의 섭취는 제한해야 합니다.

- 단백질 식품(어육류)에 인이 많다고 무조건 제한해서는 안 됩니다. 단백질의 적절한 섭취는 만성콩팥병 환자에게 중요하므로 단백질음식을 섭취하되 적절한 조리방법을 통해 인을 제거하여 영양불량을 막는 것이 중요합니다. 식품은 조리, 가열과정을 통해 영양소 함유량이 변하게 됩니다. 오랜 시간, 물을 넣고 높은 온도로 끓이면 인과 칼륨이 식품으로부터 빠져나갑니다. 감자나 당근, 육류를 잘게 잘라서 물만 붓고 삶거나 물에 기름을 조금 섞어 끓이면 단백질은 유지하면서 인을 제거할 수 있습니다. 혹은 고기나 생선을 기름을 두르고 구운 후 접시에 담기 전 키친타월로 겉에 남은 기름을 닦아내고 드시면 인 섭취를 줄이는 데 도움이 됩니다.

표 4. 식품의 인 함량

인이 많은 식품	
곡류군	현미, 보리, 율무, 녹두, 붉은팥, 토란
어육류군	돼지고기, 닭고기, 쇠고기, 건오징어, 잔멸치, 생선통조림, 치즈, 햄, 런천미트, 깐홍합, 조갯살, 노란콩, 검정콩, 달걀, 메추리알, 두부, 연두부, 순두부
채소군	메밀묵, 느타리버섯, 양송이버섯, 쑥, 늙은호박
우유군	우유, 호상요구르트, 체다치즈, 모짜렐라치즈
기타	땅콩버터, 커피믹스

인이 적은 식품	
곡류군	흰쌀, 박력분, 삶은 국수, 가래떡, 무설탕 씨리얼
어육류군	삶은 고기
채소군	당근, 오이, 샐러리, 브로콜리, 풋고추, 생표고, 양상추, 무
지방군	식용유, 참기름, 들기름
과일군	대부분의 과일

안전한 음식섭취

- 신선한 식품을 구입하고 신선할 때 섭취하세요. 누구나 신선한 식품을 먹어야 하지만, 만성콩팥병 환자는 독소 제거와 식품 박테리아의 위해를 제거하는 능력이 좋지 않기 때문에 신선한 음식의 섭취가 더욱 중요합니다.

- 과일, 채소의 잔류 농약, 화학물질 제거를 위하여 식초나 전용 세척제를 희석한 물에 담갔다가 흐르는 물에 깨끗이 헹굽니다. 단, 세정제로 사용하는 베이킹소다는 나트륨이 주성분이므로 콩팥병 환자분들께 추천하지는 않습니다.

- 음식을 하기 전에는 손을 깨끗이 씻고 교차오염 방지를 위하여 칼과 도마는 재료에 따라(채소-육류-어패류) 구분하여 사용합니다. 만약 칼과 도마가 한 개뿐이라면 채소-육류-어패류 순으로 사용하고 각각의 재료를 사용한 후마다 세척하며 사용합니다.

- 음식은 냄비의 중심, 식재료의 중심까지 충분히 끓여 익혀서 먹습니다. 음식은 한 끼 먹을 만큼 꼭 덜어서 먹습

니다. 조리가 끝나고 남은 음식은 상온에 보관하지 말고 냉장 보관합니다.

- 냉동보관할 식재료는 한 번에 먹을 만큼 소분하여 보관하고 다시 사용할 경우에는 냉장고에서 서서히 해동하거나 흐르는 물에 담가 안전하게 해동 후 사용합니다.

- 고기 200g을 구입하여 5개로 나눠서 보관하면 한 번에 섭취할 만큼 덜어 사용하기 편리하고 한 덩어리가 40g이 되어 단백질 섭취량 조절에 도움이 됩니다.

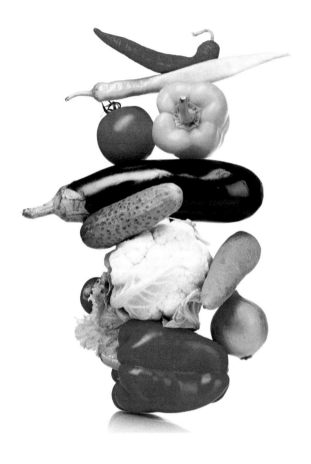

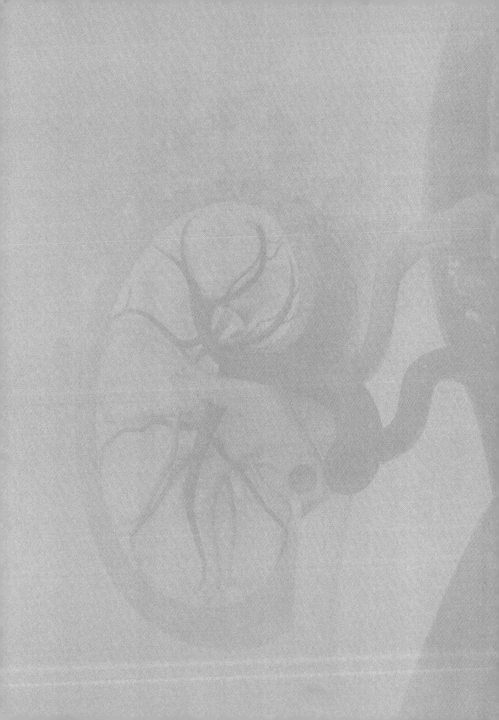

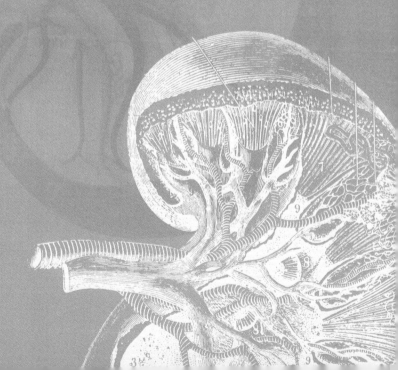

실전요리

쌀밥

STEP 1. 쌀 사기

　쌀은 우리나라 사람의 다소비 식품 1위로 열량, 단백질, 칼륨, 인의 주요 공급원입니다. 따라서 쌀을 선택할 때에는 종류에 따른 영양소 함량과 특성을 고려하는 것이 좋겠습니다.

　첫째로, 인과 칼륨이 많은 잡곡보다는 흰쌀을 선택하세요.

　둘째로, 단백질 함량이 적은 쌀을 구입하시기 바랍니다. 쌀 포장지에는 쌀의 단백질 함량에 따른 등급이 표시되어 있습니다. 단백질이 6% 이하인 것이 수(낮음), 6.1~7%가 우(보통), 7.1% 이상이 미(높음)입니다.

만성콩팥병환자는 식물성단백질 섭취를 되도록 줄이는 것이 좋으니 단백질 함량이 적은 '수' 등급의 쌀로 구입하시는 것이 좋겠습니다. 쌀은 품종과 재배 토양 등 다양한 원인에 영향을 받아 영양성분이 다르니 구입하실 때 관심을 가지고 등급을 살펴보세요.

참고로 시중에는 일반쌀보다 훨씬 낮은 양의 단백질만 들어있는 저단백쌀, 즉석용 저단백밥도 출시되어 있습니다. 현재까지는 구매방법이 간편하지 않고 가격이 일반쌀에 비해 비싸다는 단점이 있으나 적극적인 단백질 제한이 필요하거나 기타 원하시는 경우 사용을 고려해 보실 수 있습니다.

표 5. 쌀 품종에 따른 영양성분

100g당 함유량	단백질(g)	인(mg)	칼륨(mg)
쌀, 밭벼	9.3	95	89
쌀, 통일벼	8.3	112	93
쌀, 추청벼	6.7	131	107
쌀, 일품벼	5.7	77	92

STEP 2. 쌀밥 하기

1. 쌀은 맑은 물이 나올 때까지 여러 번 씻어냅니다.
2. 씻은 쌀을 물에 담가서 30분~1시간 정도 불립니다. 충분히 씻은 후 물에 담그면 칼륨을 제거할 수 있습니다.
3. 담갔던 물은 따라 버리고 깨끗한 물로 헹궈 내고 밥을 합니다.
4. 쌀뜨물은 다른 요리에 이용하지 말고 버립니다.

표 6. 밥의 영양성분

	분량	열량 (Cal)	단백질 (g)	지방 (g)	탄수화물 (g)	섬유소 (g)	나트륨 (mg)	칼륨 (mg)	인 (mg)
쌀밥	90	333	4.7	0.3	74.3	0.4	13.5	94.5	81.9
찰밥	90	336.6	6.7	0.4	73.1	0.6	2.7	171.9	135.9
현미밥	90	315	6.8	1.9	67	2.4	71.1	293.4	251.1
콩밥	120	446.8	12.4	3.9	87.7	1.4	14.2	147.2	212.2
김밥	171	513.5	11	15.6	79.4	0.6	444	284.8	170.1

국

STEP 1. 재료 준비

- 건더기 채소는 씻은 후 잘게 썰어 줍니다. 굵은 줄기나 거친 껍질은 잘라냅니다.
- 10배 정도의 더운 물에 넣고 2시간 이상 담가둡니다.
- 오래 담가 둘 여유가 된다면 4시간마다 물을 바꿔줍니다.

STEP 2. 국 끓이기

- 다시 멸치는 팬에 볶아 비린내를 없애고 건표고, 건홍고추, 양파, 무를 넣어 밑 국물을 냅니다.
- 준비해 둔 채소 등 주재료와 마늘을 넣습니다.
- 국이 끓어 뜨거울 때 간을 맞추지 않도록 합니다. 뜨거울 때 간을 맞추면 짠 맛을 잘 느끼지 못해 간을 더 강하게

하게 되고 국물이 졸아들면서 염도가 높아집니다.

- 된장이나 간장을 소량(표 2. 소금 1g에 해당하는 식품)만 넣습니다.
- 나트륨 허용양만 섭취하기 위해서는 평소에 넣던 염분양념(소금, 간장, 된장, 고추장)을 1/3~1/2로 줄여야 합니다.

STEP 3. 국 먹기

- 밥을 국에 말지 않습니다.
- 국그릇을 밥그릇과 같거나 작은 그릇으로 사용합니다.
- 파, 후추가루로 맛을 냅니다.
- 국은 건더기 위주로, 숟가락 대신 젓가락으로 먹어봅니다.
- 국을 먹지 않거나 대신 숭늉을 먹는 것도 방법입니다.

표 7. 일반적인 국의 영양성분

메뉴명	열량 (Cal)	단백질 (g)	지방 (g)	탄수화물 (g)	섬유소 (g)	나트륨 (mg)	칼륨 (mg)	인 (mg)
갈비탕	176.4	14.3	9.5	7.1	0.3	1313.3	363.4	145.2
감자국	112	7.2	1.1	18.8	0.6	744.5	670.8	171.8
건새우아욱국	75.2	9.1	2.1	5.4	1	1375.2	389.8	207.4
김치찌개	135.6	9.6	9.1	4.6	1.2	1036.1	365.4	134.2
된장찌개	107.4	9	3.3	11.6	1.5	973.2	326.8	146
모시조개맑은국	46.7	7.8	0.6	2.2	0	514	70.3	149.6
미역오이냉국	29.4	2.2	0.4	5.4	0.9	979.6	547.2	80.2
복매운탕	130.7	18.9	3	8.2	1.5	784.5	556.4	232.3
복지리	82.3	14.3	0.8	4.2	0.5	942.1	723.9	165.1
부대찌개	281.1	17.9	14.4	22	1.9	1273.4	526.1	176.9
북어달걀국	94.1	10.9	4.4	2.9	0.3	702.2	269.1	135.3
설렁탕	186.1	14.7	5.8	18.4	0.4	1205.7	376.5	127.8
쇠고기무국	76.5	7.1	4.1	2.6	0.4	499.2	207.1	73.1
쇠고기미역국	70.3	8.2	2.6	3.7	0.2	950.7	543	85.5
순대국	119.2	11.3	5.1	8	1.8	671.8	322.1	123.9
순두부찌개	72.8	9	3.3	2.8	0.4	423.1	236.6	112.5
알탕	137.7	17.8	5.3	4.8	0.9	821.2	386.8	328.6
어묵국	148.8	10.7	4	17.4	0.1	1526.3	198	92

영계백숙	226.1	18.3	1	34.6	0.8	710.7	437.1	145.6
우럭매운탕	169.8	23.5	5.3	7.4	1.5	1334.9	299.3	300.7
육개장	154.6	21.2	4.6	6.7	1.8	788.8	637.1	198.9
콩나물국	37.8	5	1	3	0.4	792.7	223.1	117.3
콩비지찌개	108.2	10.9	2.6	10.5	3.8	737	366.5	100.7

하루 나트륨 권장 섭취량은 2000mg이며 식품 내 천연 함유량을 제외한 한 끼 염분양념 섭취기준량은 400~500mg 입니다. 대부분의 국 1인량에는 기준량 이상의 나트륨이 들어있습니다.

쇠고기 칼국수
만들기

1. 찬물에 담가 핏물을 제거한 쇠고기와 표고버섯에 마늘, 흰색 후추, 맛술, 설탕을 넣고 볶은 후 물을 넣고 끓입니다.
2. 국물이 끓으면 국간장 1순가락, 참기름, 깨를 넣고 달걀을 풀어 넣습니다.
3. 칼국수는 끓는 물에 따로 삶아 찬물로 헹군 후 그릇에 담습니다.

3-1. 칼국수면을 집에서 만든다면, 박력분 밀가루에 물을 섞어 잘 치대어 반죽하고 비닐로 덮어 숙성시킵니다. 별도의 소금이나 달걀은 넣지 않습니다.

4. 칼국수 면에 국물을 붓고 대파를 얹습니다.
5. 국물은 되도록 소량만 드시는 것이 좋습니다.

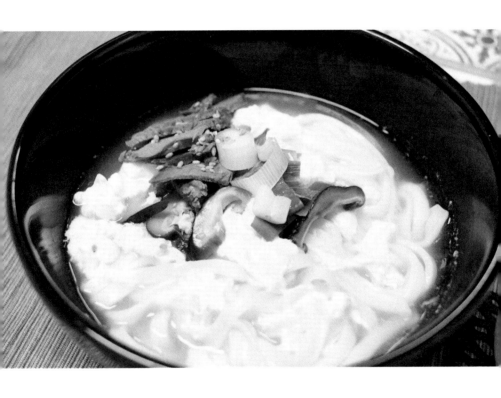

쇠고기 칼국수

	1인량 기준. 단위: g
생면칼국수(삶은 것)	270
우육우둔(3등급)	40
달걀	50
표고버섯	10
흰설탕	1
국간장	5(1티스푼)
대파	5
다진마늘	1
볶은흰깨	0.5
흰색후추	1
맛술	1
참기름	0.5

열량 (Cal)	단백질 (g)	지방 (g)	탄수화물 (g)	섬유소 (g)	나트륨 (mg)	칼륨 (mg)	인 (mg)
521.7	25.5	6.1	84.1	7.0	523.0	298.7	238.8

※ 농촌진흥청 국립농업과학원의 제9개정판 국가표준 식품성분표를 기초로 하였음.

TIP.

1. 쇠고기의 동일한 부위도 등급이 올라가면 마블링이 좋아져 지방함량은 높아지고 단백질 함량이 낮아집니다. 우둔살 1⁺⁺ 등급의 단백질은 100g당 20.6g, 지방 9.2g인데 비해 3등급 우둔살은 단백질 22.8g, 지방 1.1g입니다.

   √ 여러분의 선택은? 지방이 적은 3등급입니다.

2. 칼국수, 부침개를 집에서 만들어 드신다면 박력분 밀가루를 이용해보세요. 가정에서 주로 사용하는 중력분 밀가루에 비해 단백질이 적어 만성콩팥병 환자에게 유리합니다. 또 부침용으로 나와있는 부침가루는 나트륨, 칼륨, 인이 많이 들어있어 피하는 것이 좋습니다. 칼국수나 부침개 반죽을 할 때, 박력분에 물만 넣고 잘 반죽하면 식물성단백질과 과도한 나트륨 섭취를 줄일 수 있습니다.

표 8. 밀가루의 영양성분

	용도	열량 (Cal)	단백질 (g)	지방 (g)	탄수화물 (g)	섬유소 (g)	나트륨 (mg)	칼륨 (mg)	인 (mg)
강력분	빵	334	13.6	1.1	72.9	2.5	1	95	104
중력분	칼국수, 부침개	375	10.3	1.0	76.6	2.7	1	115	86
박력분	쿠키	374	9.2	0.9	77.7	-	1	116	83
부침가루	부침개	368	9.8	1.0	75.5	2.5	786	140	154

샤브샤브
만들기

1. 쇠고기는 찬물에 담가 핏물을 제거하여 준비합니다. 얼려놓은 고기를 사용한다면 흐르는 물에서 2시간 또는 냉장고에 천천히 해동합니다.
2. 얼갈이, 배추, 청경채는 먹기 좋게 잘라 10배 분량의 미지근한 물에 2시간 이상 담급니다.
3. 애느타리버섯과 팽이버섯은 밑둥을 잘라 깨끗이 다듬고 먹기 좋게 찢어서 준비합니다.
4. 손질한 다시멸치를 전자레인지에 30초 정도 돌려 비린내를 날리고 육수를 우립니다.
5. 우동사리는 끓는 물에 삶은 후 찬물에 헹궈 건져둡니다.
6. 육수에서 멸치를 건져내고 마늘과 후추, 간장 1순가락을 넣고 채소와 버섯, 쇠고기를 육수에 데쳐 먹습니다.
7. 삶아 놓은 우동면을 넣어 건져 먹습니다.
8. 샤브샤브 냄비에서 남은 채소와 국물을 덜어내고 자작한 국물에 밥과 달걀흰자를 넣고 저어 가면서 죽을 끓입니다.

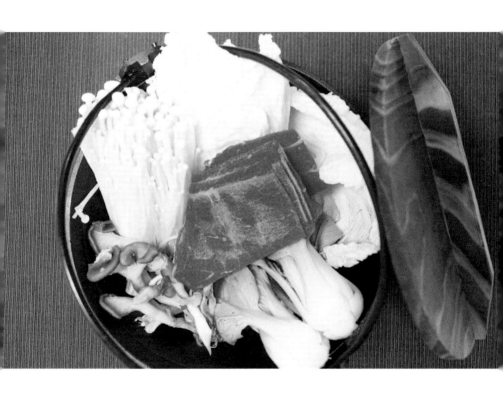

샤브샤브

	1인량 기준. 단위: g
우육우둔(3등급)	80
얼갈이배추(데친 것)	20
배추(데친 것)	20
애느타리버섯	15
팽이버섯	10
청경채(데친 것)	10
우동사리(삶은 것)	90
멸치육수	200
양조간장	5(1큰숟가락)
다진마늘	1
흰색후추	1
밥(추청버)	140
달걀흰자	35

열량 (Cal)	단백질 (g)	지방 (g)	탄수화물(g)	섬유소 (g)	나트륨 (mg)	칼륨 (mg)	인 (mg)
461.8	30.6	1.4	78.2	2.2	472.0	642.7	276.4

TIP.

1. 샤브샤브처럼 채소를 데쳐서 먹으면 칼륨을 제거할 수 있습니다. 채소를 데치면 청경채의 칼륨은 14%, 얼갈이와 배추의 칼륨은 24% 정도 줄어듭니다.

√ 여러분의 선택은? 채소는 데쳐서 단, 데친 국물은 되도록 먹지 않습니다.

2. 면에 들어있는 나트륨을 줄여서 드시려면 소면이나 칼국수 등을 따로 끓여서 건진 후, 드시고자 하는 국물에 넣어 드시는 방법이 좋습니다. 우동생면을 삶아서 건져내면 나트륨이 반으로 줄어 100g당 78㎎이 되고 건조소면 100g의 나트륨은 1274㎎이지만 삶아서 무게가 3배가 된 삶은 소면의 나트륨은 204㎎으로 80% 이상 줄어들게 됩니다.

√ 여러분의 선택은? 따로 끓여 건진 면을 찬물에 헹궈 먹습니다.

불고기 덮밥
만들기

1. 쇠고기는 1시간 이상 찬물에 담가 핏물을 우려낸 뒤 간장 한 숟가락과 물엿, 백설탕, 맛술, 마늘, 후추를 넣고 주물러 재어 놓습니다.
2. 양념한 고기에 양배추, 당근, 대파, 참기름을 넣고 볶습니다. 국물에 전분가루를 넣어 걸쭉하게 농도를 맞춥니다.
3. 밥을 그릇에 담고 불고기를 얹어 먹습니다.

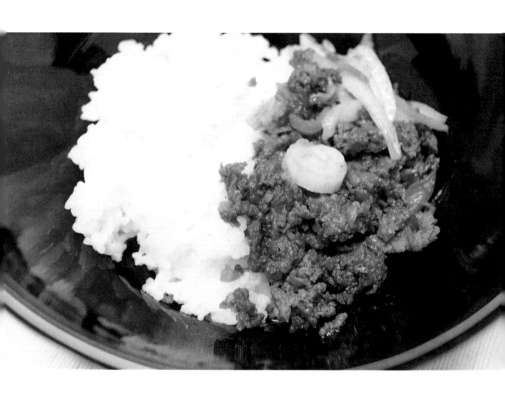

불고기덮밥

	1인량 기준. 단위: g
우육우둔(3등급)	80
양배추(생)	30
양파	20
대파	10
당근	10
물엿	3
백설탕	2
진간장	5(1큰숟가락)
맛술	1
다진마늘	1
볶은흰깨	0.5
흰색후추	1
참기름	0.5
밥(추청버)	210
전분.고구마가루	3

열량 (Cal)	단백질 (g)	지방 (g)	탄수화물(g)	섬유소 (g)	나트륨 (mg)	칼륨 (mg)	인 (mg)
468.6	25.1	1.8	81.9	1.7	472.8	578.8	257.5

TIP.

1. 불고기를 간편식처럼 이용할 수 있습니다. 불고기를 양념에 재워 한 번에 먹을 만큼 나누어 보관해 얼려두고 불고기 덮밥, 불고기떡볶이, 잡채 등의 요리에 꺼내 쓰세요.

2. 고기를 구입할 때는 200g 또는 400g 삽니다. 그래야 1회 드실 양인 40g 또는 80g으로 나누어 보관하기 편합니다.

3. 1시간 이상 찬물에 담가 인과 핏물을 제거한 고기는 청주, 후춧가루로 밑간을 하여 보관하는 것이 누린내도 없애고 인, 칼륨제거에 도움이 됩니다.

4. 국간장은 국물요리에 사용하고 진간장은 불고기 등 익혀먹는 음식에, 양조간장은 나물이나 비빔장 등 가열하지 않는 소스 요리에 사용하시면 향과 특색을 살릴 수 있습니다.

비빔국수
만들기

1. 쇠고기는 핏물을 뺀 후 마늘, 후추를 넣고 볶아둡니다.
2. 당근, 양파, 애호박은 채 썰고, 고사리는 채 썬 나물 길이 정도로 썰어줍니다.
3. 당근, 양파는 기름에 볶고 애호박과 고사리는 물에 데칩니다.
4. 달걀은 풀어서 얇게 지단을 부치고 채 썹니다. 지단이 번거롭다면 삶은 달걀로 바꾸어도 됩니다.
5. 고추장 반 숟가락, 배 갈은 것, 설탕, 식초, 파, 마늘, 참기름, 깨로 양념장을 만듭니다.
6. 소면은 끓는 물에 삶아서 찬물에 헹군 후 그릇에 담습니다.
7. 소면에 고기와 채소를 얹고 양념장에 비벼 드세요.

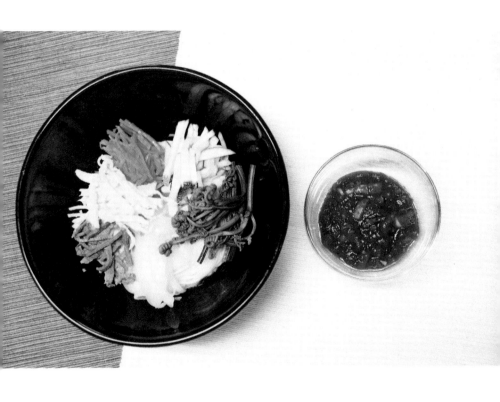

비빔국수

건조소면(삶은 것)	270	양념장	
우육우둔(3등급)	40	배 갈은 것	50
달걀	50	백설탕	9
애호박	20	식초	5
당근	15	다진마늘	4
양파	15	볶은흰깨	0.5
고사리	20	고춧장	8(1/2숟가락)
식용유	10	참기름	0.5

열량 (Cal)	단백질 (g)	지방 (g)	탄수화물(g)	섬유소 (g)	나트륨 (mg)	칼륨 (mg)	인 (mg)
592.2	27.6	16.5	78.0	5.8	517.6	394.8	297.5

TIP.

1. 요리할 때 설탕이 필요하다면 흑설탕 대신 백설탕을 사용하세요. 백설탕 100g에 칼륨 1㎎인데 비해 흑설탕에 94㎎이 들어있습니다.

   √ 여러분의 선택은? 백설탕입니다.

2. 고춧가루, 고추장은 칼륨 함량이 높아 섭취량을 조절하는 것이 좋습니다. 비빔양념장으로 고춧가루 7g(1순가락, 칼륨178㎎)을 간장에 섞어서 만드는 것보다는 고추장 8g(1/2순가락, 칼륨 66㎎)을 배 갈은 것에 섞어서 만드는 것이 칼륨섭취를 줄일 수 있습니다.

3. 국수를 삶아서 건져 드시면 칼륨과 나트륨이 많이 제거됩니다. 다음은 100g당 영양 성분표입니다. 참고해보세요.

표 9. 국수의 영양성분

	열량 (Cal)	단백질 (g)	지방 (g)	탄수화물 (g)	섬유소 (g)	나트륨 (mg)	칼륨 (mg)	인 (mg)
소면(건조)	370	10.4	1.3	74.9	2	1274	125	96
우동(생)	164	3.3	1.3	33.1	1.9	142	16	21
칼국수(반건)	281	6.4	1.4	57.5	0	1768	100	54
삶은 소면	126	3.6	0.5	25.3	1.5	68	5	26
삶은 우동	139	3.0	0.5	29.1	1.6	78	8	17
삶은 칼국수	140	3.5	0.4	29.0	2.5	47	11	17

오므라이스
만들기

1. 감자는 잘게 썰어 미리 물에 담가 칼륨을 제거합니다.
2. 양파, 당근, 피망을 잘게 다집니다. 모양은 중요하지 않습니다.
3. 볶음솥에 식용유를 두르고 감자, 양파, 당근, 피망, 고기를 볶다가 고슬고슬한 밥, 흰 후추, 굴소스 한 숟가락 반을 넣고 더 볶아줍니다.
4. 잘 푼 달걀을 후라이팬에 얇게 둘러 지단을 부칩니다.
5. 그릇에 볶음밥을 담고 달걀지단을 위에 얹은 후 지단 끝부분으로 밥을 감싸 안으로 말아줍니다.

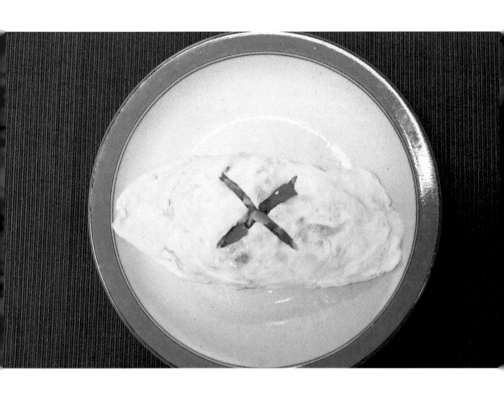

오므라이스

	1인량 기준. 단위: g
밥.추청벼	210
우육우둔.분쇄.3등급	40
감자.대지.생	50
양파	20
당근	10
청피망	10
달걀	50
콩기름	10
굴소스	9(1/2 큰숟가락)
흰색후추	1
참기름	0.5

열량 (Cal)	단백질 (g)	지방 (g)	탄수화물 (g)	섬유소 (g)	나트륨 (mg)	칼륨 (mg)	인 (mg)
591.7	22.1	14.7	88.0	2.3	517.5	610.0	263.3

TIP.

1. 밥을 볶을 때 굴소스로 간을 하는 대신 케첩 30g으로 비벼 드셔도 됩니다.
2. 냉장고에 늘 있는 달걀은 쉽고 편하게 먹을 수 있는 단백질 식품입니다. 하지만 달걀 껍질에는 살모넬라균이 있을 수 있으니 달걀을 만진 후에는 손을 깨끗이 씻는 것이 좋습니다.
3. 달걀후라이나 삶아서 드실 때에도 반숙보다는 완전히 익혀서 드세요.
4. 잡냄새를 없애고 매콤한 맛을 내기 위해 후춧가루 사용하시죠. 흰색후추 100g에는 칼륨이 60㎎, 인이 140㎎인데 흑후추에는 칼륨 1103㎎, 인 167㎎이 들어있습니다. 요리에 후추를 많이 사용하신다면 흰색후추를 선택하시는 것이 좋겠습니다.

햄버그스테이크
만들기

1. 쇠고기 갈은 것, 돼지고기 갈은 것에 잘게 다진 양파, 물엿, 흰색후추를 넣고 서로 잘 엉겨 붙도록 빵가루를 넣고 반죽합니다.
2. 한 번에 먹을 양만큼 덩어리로 빚어 놓고 동글 납작하게 눌러 후라이팬에 굽습니다.

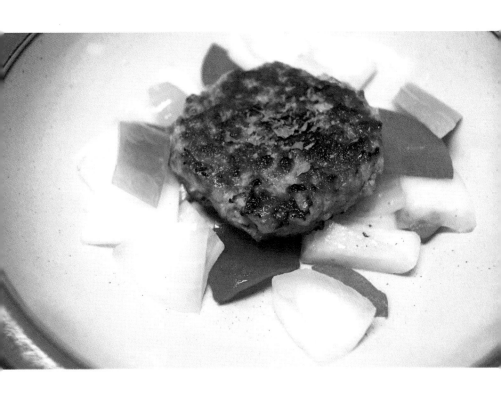

햄버그스테이크

	1인량 기준. 단위: g
우육우둔.분쇄.3등급	40
돈육앞다리.분쇄	20
달걀	10
양파	20
빵가루	5
물엿	10
흰색후추	1
케첩	30

열량 (Cal)	단백질 (g)	지방 (g)	탄수화물 (g)	섬유소 (g)	나트륨 (mg)	칼륨 (mg)	인 (mg)
184.6	15.6	2.6	24.1	1.8	380.7	404.9	161.0

TIP.

1. 쇠고기와 돼지고기 갈은 것을 빵가루, 양파 등과 섞어 잘 반죽하여 <u>한 덩어리씩 냉동 보관해 두세요.</u> 밥 위에 얹어 드시면 함박덮밥, 빵에 끼워 먹으면 햄버거가 뚝딱 만들어집니다.

2. 냉동보관도 보관기간이 있습니다. 익히지 않은 쇠고기는 6개월 이상 보관이 가능하다고 알려져 있지만 생선은 1~2개월이 안전한 보관기간이라고 알려져 있습니다. <u>음식을 냉동고에 보관할 때에는 보관 날짜를 포장지나 밀폐용기에 적어두는 것이 좋겠습니다.</u>

돼지고기 목살구이, 쌈 채소
만들기

1. 목살을 부드럽게 하기 위해 마늘, 양파, 생강을 갈아서 연육소스를 만듭니다.
2. 목살을 굽기 전 연육소스를 넣어 1~2시간 이상 재워줍니다. 연육소스에 재울 시간이 없다면 허브를 반티스푼 정도 사용하면 잡내를 없애고 육질을 부드럽게 할 수 있습니다.
3. 목살을 후라이팬에 굽습니다.
4. 깨끗이 씻어 물에 담가 둔 상추와 알배추를 쌈장과 함께 곁들여 냅니다.

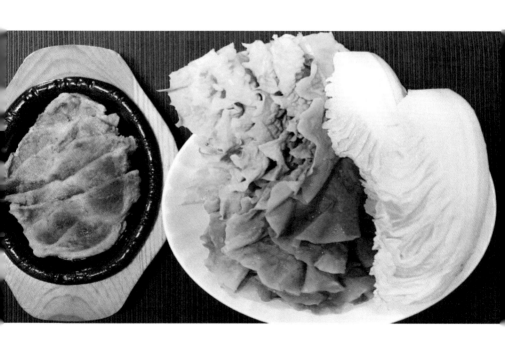

돼지고기 목살구이, 쌈 채소

	1인량 기준. 단위: g
돼지고기.목살.구운것	80
마늘	5
양파	20
청상추	40(5~6장)
배추	40(2장)
쌈장	12(2/3 큰숟가락)
밥.추청벼	210

열량 (Cal)	단백질 (g)	지방 (g)	탄수화물 (g)	섬유소 (g)	나트륨 (mg)	칼륨 (mg)	인 (mg)
585.1	27.5	14.6	82.2	3.4	466.9	772.1	302.1

TIP.

1. 보통 돼지고기 삼겹살을 많이 구워드시죠? 같은 양의 삼겹살이 목살보다 열량이 2배, 포화지방도 2배 많습니다.

    √ 여러분의 선택은? 기름이 적은 목살, 앞다리, 등심, 안심을 드세요. 삼겹살보다 기름이 적어 뻣뻣하다고 느껴진다면 콩기름이나 식용유를 두르고 구워 드세요. 식감도 부드러워지고 인이 더 잘 제거됩니다.

2. 고기와 함께 드시는 푸른잎 생채소에는 칼륨이 많아서 섭취에 주의해야 합니다. 적상추(100g당 칼륨 567㎎)보다는 청상추(칼륨 290㎎)나 알배추(칼륨 229㎎)로 드시고 이것도 양을 조절해서 드셔야 합니다.

3. 최근 다양하게 나와있는 허브들도 요리에 소량씩(1/2 티스푼) 이용해 보시기 바랍니다. 말린 허브 반 티스푼에는 평균 칼륨함량 10~20㎎, 나트륨과 인이 10㎎ 이하로 함유되어 있어 고기 냄새를 없애고 육질을 부드럽게 하는데 사용하실 수 있습니다.

돼지고기 보쌈과 데친 채소
만들기

1. 돼지고기의 저지방 부위는 적색을 띠고 광택이 나는 것으로 구입합니다.
2. 공기에 직접 닿으면 고기의 산화가 촉진돼 빨리 변질되므로 반드시 밀폐용기나 랩에 싸서 보관하고, 가정에서는 2~4일 이상 냉장보관하지 말고, 그 이상은 냉동 보관하는 것이 좋습니다.
3. 돼지고기와 양파, 마늘을 냄비에 넣고 물을 붓습니다.
4. 중약불로 30~40분 정도 익힙니다.
5. 고기가 익으면 얄팍하게 편으로 썰고, 데친 배추와 된장을 곁들여 냅니다.

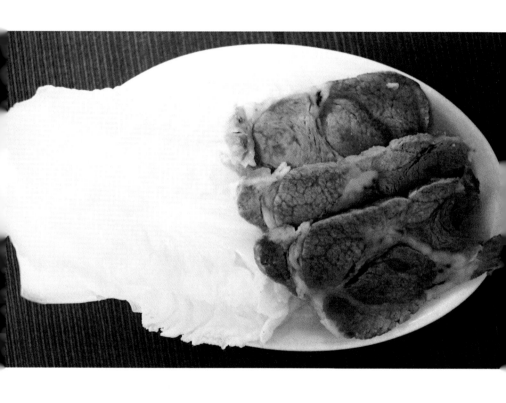

돼지고기 보쌈과 데친 채소

	1인량 기준. 단위: g
돼지고기.목살.삶은 것	80
된장.계량	8(1/2 큰숟가락)
맛술	10
배추(데친 것)	100(4~5장)
마늘	5
양파	20
밥.추청벼	210

열량 (Cal)	단백질 (g)	지방 (g)	탄수화물(g)	섬유소 (g)	나트륨 (mg)	칼륨 (mg)	인 (mg)
598.4	28.6	15.5	82.7	1.4	475.6	576.3	250.9

TIP.

1. 쌈채소를 드시는 게 칼륨이 많아 아무래도 불안하다면 쌈채소(배추)를 데쳐서 드시는 것도 방법입니다.
2. 고기도 구워 드시는 것보다 삶아 드시는 것이 칼륨과 인의 섭취를 줄일 수 있는 좋은 방법입니다. 돼지고기를 덩어리째 삶지 마시고 로스용으로 잘라서 삶아 드세요. 구워서 드시는 것보다 칼륨은 40~55%, 인은 30~45% 감소합니다.

돼지고기 잡채밥
만들기

1. (미리 할 일) 뜨거운 물에 당면을 불려 둡니다.
2. (미리 할 일) 시금치는 길이를 반으로 잘라 미지근한 물에 담가둡니다.
3. 돼지고기를 찬물에 담가 핏물을 뺍니다.
4. 표고버섯, 당근, 양파는 깨끗이 씻어 채 썹니다.
5. 깊은 후라이팬에 기름을 두르고 돼지고기를 넣고 간장 한 숟가락, 마늘, 설탕, 후추를 넣고 볶다가 시금치와 채 썬 채소를 넣고 볶습니다.
6. 마지막에 당면을 넣고 참기름을 두른 후 더 볶습니다.
7. 그릇에 밥을 담고 잡채를 얹어서 먹습니다.

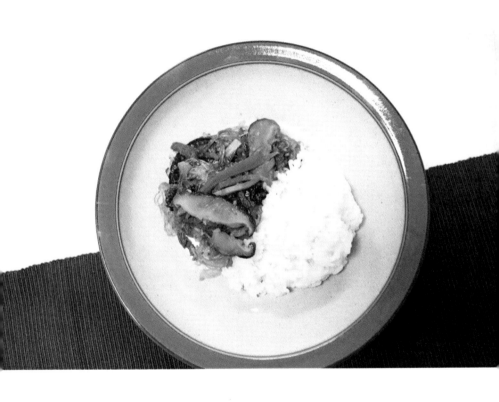

돼지고기 잡채밥

	1인량 기준. 단위: g
밥.추청벼	210
돼지고기.전지.채	80
당면.고구마	20
시금치.데친것	7
표고버섯	10
양파	10
당근	10
다진마늘	1
콩기름	5
백설탕	3
볶은흰깨	0.5
흰색후추	1
참기름	0.5
진간장	5(1 티스푼)

열량 (Cal)	단백질 (g)	지방 (g)	탄수화물 (g)	섬유소 (g)	나트륨 (mg)	칼륨 (mg)	인 (mg)
577.0	21.6	10.6	94.8	0.8	464.4	484.6	228.0

TIP.

1. 돼지고기 목살이나 안심, 앞다리살은 기름이 적고 잡채, 카레 등 다양한 요리에 사용할 수 있습니다.

2. 돼지고기 잡채를 밥에 얹어 드시면 소금 1g수준의 나트륨만 섭취하면서 다양한 영양소를 골고루 드실 수 있는 훌륭한 한 끼 식사가 됩니다.

3. 국과 반찬 하나하나에 간을 맞춰야 하는 일반적인 한식 상차림은 나트륨 섭취를 줄이는데 어려움이 많습니다. 다양한 일품요리가 저염을 위한 좋은 해결방법이 될 수 있으니 상차림 형태, 식습관을 조금씩 바꾸는 노력을 해 보시기 바랍니다.

돼지고기 콩나물밥과 양념장
만들기

1. 돼지고기는 채를 썰어 핏물을 뺍니다.
2. 쌀은 맑은 물이 나올 때까지 여러 번 씻어 불리고 여기에 돼지고기를 얹어 밥을 합니다.
3. 콩나물은 깨끗이 씻어 삶아 둡니다.
4. 물 1숟가락에 양조간장 1티스푼, 고춧가루, 고추, 실파, 마늘, 참기름을 섞어 양념장을 만듭니다.
5. 밥이 다 되면 콩나물을 얹고 준비한 양념장을 곁들여 냅니다.

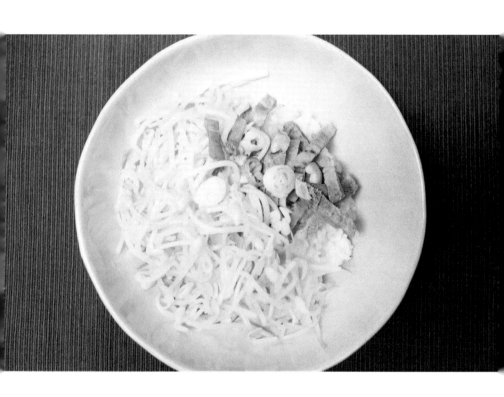

돼지고기 콩나물밥과 양념장

	1인량 기준. 단위: g
쌀.추청벼	90
콩나물(삶은 것)	80
돼지고기.전지.채	80
양념장	
풋고추	5
실파	5
고춧가루	3
양조간장	5(1티스푼)
물	15(1큰숟가락)
참기름	1
다진마늘	1

열량 (Cal)	단백질 (g)	지방 (g)	탄수화물 (g)	섬유소 (g)	나트륨 (mg)	칼륨 (mg)	인 (mg)
498.7	26.0	7.7	79.0	8.2	377.4	572.5	339.6

TIP.

1. 콩나물밥을 할 때, 돼지고기는 쌀과 함께 앉혀서 밥을 짓고 콩나물은 따로 삶은 뒤 다 된 밥에 얹어 먹도록 합니다. 생 콩나물 100g의 칼륨 218mg, 인 85mg이나 삶아 건져낸 콩나물의 칼륨은 91mg, 인은 69mg으로 줄어들기 때문입니다.

생선구이
만들기

1. 팬을 달구고, 기름을 두른 후 다진 마늘, 생강즙, 파를 얹은
   생선을 팬에 올립니다.
2. 생선껍질에 칼집을 냈다면 껍질면을 아래로 하여 굽기 시작
   하고, 그렇지 않다면 살이 나와있는 부분을 아래로 하여 굽
   습니다. 그래야 생선이 덜 쪼그라들고 모양이 유지됩니다.
3. 처음엔 센 불로 시작하여 굽고 표면이 어느 정도 익었을 때
   중간 불로 조절해서 굽습니다.

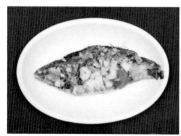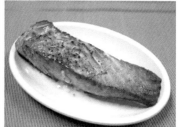

TIP.

1. 생선은 소금에 절인 것, 통조림, 훈제 가공품보다는 싱싱한
   생물을 구입합니다.
2. 마늘, 생강즙, 파를 얹어서 구우면 비린내를 줄일 수 있습니
   다.
3. 조리방법은 조림보다는 구이를 추천합니다.

표 10. 생선의 영양성분

	열량 (Cal)	단백질 (g)	지방 (g)	탄수화물 (g)	섬유소 (g)	나트륨 (mg)	칼륨 (mg)	인 (mg)
고등어	180	20.2	20.2	10.4	0	75	310	232
고등어.자반	251	19.0	19.0	16.1	6.4	340	292	206
고등어.통조림	159	16.3	16.3	9.9	0.1	890	280	267
꽁치	141	22.7	22.7	4.7	0.4	80	150	241
꽁치.통조림	183	19.0	19.0	10.3	2.4	500	150	215
연어	138	22.5	22.5	4.5	0.1	57	380	260
연어.훈제	161	25.7	25.7	5.5	0.1	1500	250	240
조기	118	19.0	19.0	4.0	0	51	329	158
굴비	328	44.4	44.4	15.2	0.4	412	320	560

달걀찜
만들기

1. 달걀 전란 1개에 달걀흰자 3개, 달걀량 두 배(300g)의 물을 넣고 잘 풀어 줍니다.
2. 새우젓 3g과 실파, 당근 잘게 다진 것을 섞습니다.
3. 큰 냄비에 물을 담고 그 안에 뚝배기나 그릇에 담긴 달걀물을 넣어 10분간 중탕합니다.
4. 중탕하기 어렵거나 시간이 없다면 전자레인지에 2분간 돌려주면 완성!

달걀찜	단위: g
달걀	50
달걀흰자	105
새우젓.대때기젓	3
실파	5
당근	5

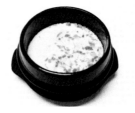

열량 (Cal)	단백질 (g)	지방 (g)	탄수화물 (g)	섬유소 (g)	나트륨 (mg)	칼륨 (mg)	인 (mg)
125.5	18.1	3.7	3.3	0.2	489.7	245.5	117.0

TIP.

1. 달걀은 좋은 단백질 급원이지만 노른자에는 인이 많이 들어 있어 자유롭게 많은 양 섭취하긴 어렵습니다. 그에 비해 달걀 흰자는 인이 적은 좋은 단백질 급원이므로 달걀찜을 할 때 전란 1개에 흰자 3개 정도 섞어서 만들면 훌륭한 단백질 반찬이 됩니다.
2. 엄격한 인 제한이 필요한 경우라면 흰자로만 달걀찜을 만들어도 됩니다.

달걀흰자찜 만들기

1. 달걀 흰자 4개에 달걀량 두 배(300g)의 물을 넣고 잘 풀어 줍니다.
2. 소금 1g과 실파, 당근, 표고버섯 잘게 다진 것을 섞습니다.
3. 큰 냄비에 물을 담고 그 안에 뚝배기나 그릇에 담긴 달걀물을 넣어 10분간 중탕합니다.
4. 중탕하기 어렵거나 시간이 없다면 전자레인지에 2분간 돌려주면 완성!

흰자찜	단위: g
달걀흰자	140
실파	5
당근	3
표고버섯	10
꽃소금	1

열량 (Cal)	단백질 (g)	지방 (g)	탄수화물 (g)	섬유소 (g)	나트륨 (mg)	칼륨 (mg)	인 (mg)
74.9	15.5	0.1	2.4	0.1	576.7	244.9	21.4

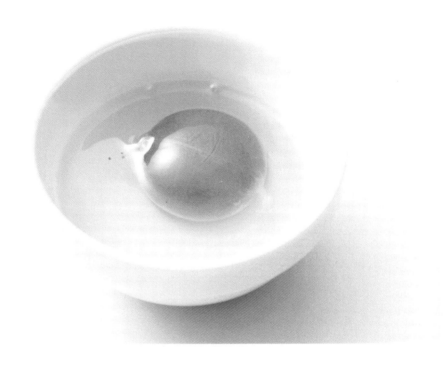

김치, 장아찌

표 11. 김치의 영양성분

	분량	열량 (Cal)	단백질 (g)	지방 (g)	탄수화물 (g)	섬유소 (g)	나트륨 (mg)	칼륨 (mg)	인 (mg)
갓김치	50	20.5	2.0	0.5	3.4	0.9	455.5	180.5	32.0
파김치	50	26.0	1.7	0.4	5.2	0.8	438.0	168.0	27.5
총각김치	50	21.0	1.3	0.3	3.9	0.4	1729.5	174.5	10.5
오이소배기	90	21.0	1.7	0.7	3.0	1.1	577.1	248.9	42.4
열무김치	50	11.5	1.2	0.3	1.8	0.6	425.5	162.0	21.5
백김치	60	11.9	0.9	0.1	2.4	0.4	326.6	164.4	19.4
배추김치	60	10.8	1.2	0.3	1.6	0.8	687.6	180.0	34.8
동치미	250	27.5	1.8	0.3	6.3	1.3	1522.5	300.0	42.5
나박김치	250	22.5	2.0	0.3	4.3	2.0	3140.0	165.0	17.5
깍두기	50	16.5	0.8	0.2	3.4	0.4	298.0	200.0	20.0
오이지	70	5.6	0.6	0.1	0.9	0.6	1010.8	72.1	11.9

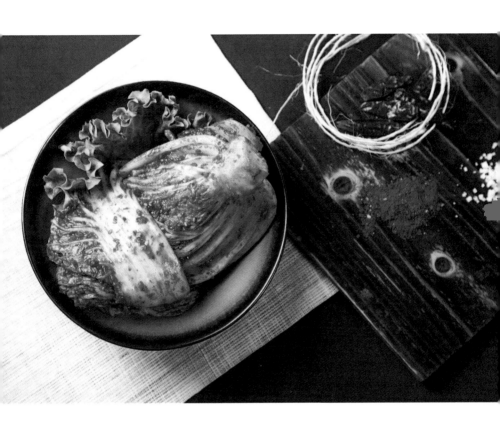

배추겉절이
만들기

1. 배추의 푸른 겉잎은 겉절이용으로는 질기므로 떼어내고 노란 속잎을 사용합니다.
2. 배추를 적당한 크기로 썹니다.
3. 깨끗이 씻은 배추는 소금에 절이지 않고 대신 뜨거운 물로 아주 살짝 데쳐 숨을 죽입니다.
4. 배추는 체에 밭쳐 물기를 뺍니다.
5. 실파, 당근을 깨끗이 씻어 물에 담가두었다가 채 썹니다.
6. 배추, 실파, 당근에 액젓, 마늘, 양파, 고춧가루를 넣고 버무립니다.

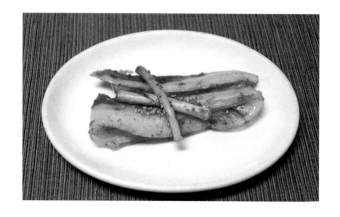

배추겉절이

배추겉절이	단위: g
배추	100
양파	10
실파	5
당근	5
다진마늘	1
고춧가루	3
멸치액젓	7(1티스푼)

열량 (Cal)	단백질 (g)	지방 (g)	탄수화물(g)	섬유소 (g)	나트륨 (mg)	칼륨 (mg)	인 (mg)
30.2	2.3	0.3	6.1	1.6	416.6	364.8	37.5

TIP.

1. 겉절이는 일반적인 김치에 비해 소금과 젓갈의 사용량이 적어 김치 중 나트륨섭취를 줄일 수 있는 종류입니다. 장기간 보존하며 먹기 위해 소금과 젓갈을 많이 사용하는 김장을 이제 담그지 마세요. 한 달에 한두 번 겉절이를 무쳐서 김치대신 먹도록 식습관을 바꿔봅시다.
2. 쪽파보다는 실파나 대파의 칼륨 함량이 적으니 이를 요리에 적용해 보세요.

백나박김치
만들기

1. 배추와 무, 당근은 손질하여 씻은 후 나박 썹니다.
2. 끓여 식힌 물에 소금, 감미료를 녹이고 양파 갈은 것과 배 갈은 것을 넣어 김칫국물을 만듭니다.
3. 배추, 무, 당근을 김치통에 넣고 김칫국물을 붓습니다.

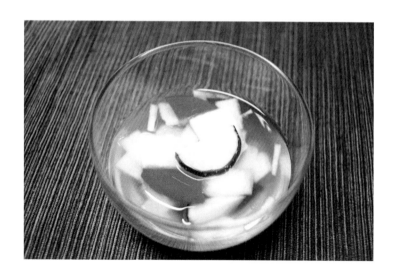

백나박김치

	1회량 기준. 단위: g
무	30
배추	20
당근	10
양파 갈은 것	10
배 갈은 것	10
인공감미료	1
소금	1

열량 (Cal)	단백질 (g)	지방 (g)	탄수화물 (g)	섬유소 (g)	나트륨 (mg)	칼륨 (mg)	인 (mg)
24.6	0.8	0.1	6.1	1.1	343.7	210.7	26.7

TIP.

1. 식사할 때 김치는 한 종류만 소량 드셔야 합니다. 가지고 계신 김치를 종류별로 모두 꺼내어 드시면 안 됩니다.

2. 나박김치를 담글 때 설탕을 사용하면 국물이 탁해지고 끈적임이 생겨 인공감미료를 사용하는 경우가 있습니다. 인공감미료를 소량 섭취하는 것은 안전한 것으로 알려져 있으나 아직 논란이 많으므로 필요한 요리에 소량만 넣으시기 바랍니다. 그리고 인공감미료 중 칼륨이 함유된 아세설팜칼륨이 주성분인 제품은 피해서 선택하시는 것이 좋습니다.

심심장아찌
만들기

(20회 섭취량 기준)

1. 고추 꼭지를 따고, 양파껍질을 벗기고 깨끗이 씻습니다.
2. 고추는 중간중간 이쑤시개나 포크를 이용하여 구멍을 내어 양념이 잘 배어들도록 합니다.
3. 양파는 4~6등분하여 썰어 줍니다.
4. 고추 200g(30개), 양파 400g(2개)로 20번 정도 먹을 양을 장아찌로 담글 때, 물:설탕:식초:간장은 4:2:2:1로 만듭니다. 흔히 사용하는 180㎖짜리 일회용 종이컵의 80% 정도 담는 것을 1컵으로 생각하시면 대략 물 4컵(640g), 설탕과 식초는 2컵(160g), 간장 1컵(160g)이 됩니다.
5. 양파와 고추를 열탕 소독한 병에 담습니다.
6. 양념장을 센불에 끓여 식힌 후 양파와 고추가 잠기도록 부어 완성합니다.
7. 1주일 정도 숙성시킨 후 절임 양념장을 냄비에 따라 센불에서 5분간 끓입니다. 식으면 다시 용기에 부으면 완성입니다.

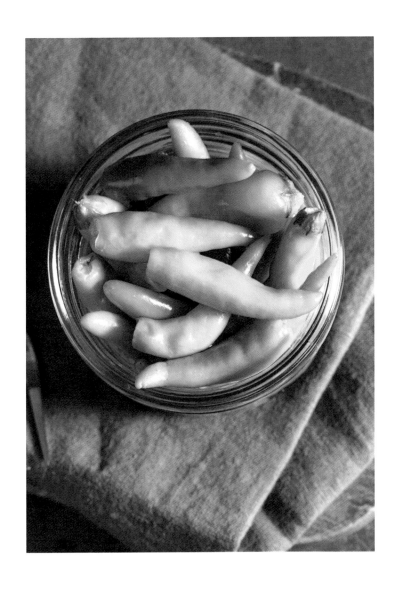

심심고추장아찌

1회량 기준. 단위: g	
청양고추	13
오이고추	12
물	30
백설탕	15
양조식초	15
양조간장	8

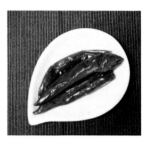

열량 (Cal)	단백질 (g)	지방 (g)	탄수화물 (g)	섬유소 (g)	나트륨 (mg)	칼륨 (mg)	인 (mg)
73.0	1.0	0.0	17.9	0.9	383.2	101.9	21.0

TIP.

1. 풋고추, 청양고추, 오이고추, 꽈리고추 등 푸른색의 고추는 나트륨, 칼륨, 인의 함량이 비슷하므로 입맛에 맞는 종류로 선택하여 소량씩 드시면 됩니다.

2. 하지만, 홍고추는 푸른 고추에 비해 칼륨과 인의 양이 2배 이상이니 제한하는 것이 좋습니다.

3. 중간 크기 고추 1개의 무게가 6~7g정도 됩니다. 이 레시피대로 설탕, 식초, 간장을 끓여 고추를 담가 만드셨다면 고추지 3~4개정도 드시는 것이 소금 1g에 해당하는 1회 섭취량입니다. 이보다 간장을 2배 많이 넣으셨다면 한 번에 드시는 양을 반으로 줄여 고추지 1~2개만 드시기 바랍니다.

심심양파장아찌

1회량 기준. 단위: g

양파	40
물	30
백설탕	15
양조식초	15
양조간장	8

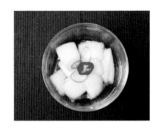

열량 (Cal)	단백질 (g)	지방 (g)	탄수화물 (g)	섬유소 (g)	나트륨 (mg)	칼륨 (mg)	인 (mg)
77.2	1.1	0.0	19.0	0.7	384.1	96.9	24.1

TIP.

1. 설탕 대신 메실 농축액을 요리에 사용하시는 경우가 있는데요, 백설탕에는 없는 칼륨이 100g당 135㎎이나 들어있어 섭취를 권하지 않습니다.

   √ 여러분의 선택은? 단맛이 필요할 때는 백설탕을 소량 사용하세요.

2. 식초, 겨자, 고추냉이 등을 사용하세요. 나트륨이 들어있지 않은 향신조미료를 이용하는 것이 저염식 섭취를 돕는 방법입니다.

일본식피클
만들기

1. 적비트 1개, 오이 1개, 당근 1개, 샐러리 1줄은 물에 2시간 이상 담가 두었다가 깨끗이 씻습니다.
2. 피클소스가 잘 스며들도록 적비트, 오이, 당근에 촘촘하게 칼집을 냅니다.
3. 끓여 식힌 물에 소금 10g(2티스푼)을 녹인 후 준비해 둔 채소를 담가 소금물에 절입니다.
4. 냄비에 물, 다시마, 식초 50g(종이컵 1/3), 설탕 50g(종이컵 1/3), 간장 5g(1티스푼), 생강즙, 다시마, 건홍고추를 넣고 끓여 피클 물을 만듭니다.
5. 피클 물이 끓으면 다시마는 건져내고 완전히 식힙니다.
6. 소금물에 담가 둔 채소를 건져서 열탕소독 한 용기에 담습니다.
7. 식힌 피클물을 붓고 채소가 떠오르지 않도록 눌러준 후 냉장고에 보관합니다.
8. 하루 정도 숙성시킨 후 먹기 좋은 크기로 잘라 드세요.

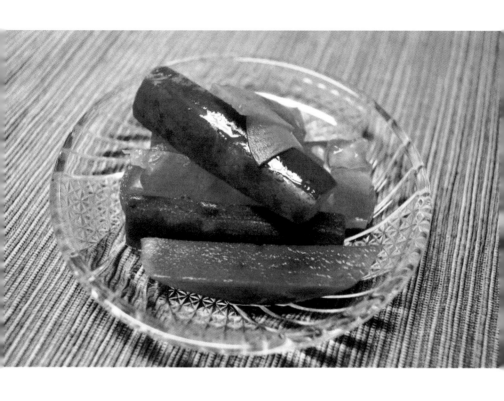

일본식피클

적비트	10
오이	20
당근	20
샐러리	10
다시마.건조	1
양조식초	5
백설탕	5
소금	1
양조간장	1
생강즙	0.1
건홍고추	1

열량 (Cal)	단백질 (g)	지방 (g)	탄수화물 (g)	섬유소 (g)	나트륨 (mg)	칼륨 (mg)	인 (mg)
77.2	1.1	0.0	19.0	0.7	384.1	96.9	24.1

TIP.

1. 전통적인 장아찌류보다 소금, 간장의 양을 줄여 담그는 저염 장아찌, 피클은 염도가 낮은 만큼 오래 보관할 수 없습니다. 숙성시키고 1~2주 내에 드실 양으로 조금씩 만들어 드시기 바랍니다.
2. 철의 급원으로 가장 좋은 식품은 육류, 어패류, 가금류이고 그 다음으로 곡류와 진한 녹색 채소가 있습니다. 칼륨섭취를 줄이기 위해 진한 녹색채소를 제한하는 콩팥병환자는 철 섭취량까지 부족하기 쉽습니다. 이 레시피에 사용한 적비트는 칼륨은 시금치나 쑥보다 적으면서 철분 함량이 많은 식품이니 요리에 이용해 보시기 바랍니다.

표 12. 철 급원 채소의 칼륨함량

	철분(mg)	칼륨(mg)
시금치	2.6	502
쑥	4.3	652
적비트	5.9	336

김부각

1. **찹쌀풀 쑤기:** 찹쌀가루와 물의 비율을 1:2로 넣은 후 저어가며 되직해질 때까지 약불에 끓입니다.
2. 김부각을 만들기에 적당한 두툼한 김을 잘라줍니다
3. 김에 찹쌀풀을 바르고 다른 김을 덮어줍니다.
   (이 작업을 2번 반복합니다.)
4. 찹쌀풀을 바른 김부각을 하루 정도 말립니다.
5. 잘 마른 김부각을 콩기름에 10초 정도 튀기고(너무 오래 튀길 필요 없음) 깨를 뿌립니다.

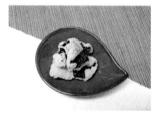

김부각	단위: g
김(김밥용)	2
볶은흰깨	5
찹쌀가루	5
콩기름	40

열량 (Cal)	단백질 (g)	지방 (g)	탄수화물 (g)	섬유소 (g)	나트륨 (mg)	칼륨 (mg)	인 (mg)
416.2	2.5	42.1	6.2	0.7	5.4	86.9	51.1

고추부각

1. **찹쌀풀쑤기**: 찹쌀가루와 물의 비율을 1:2로 넣은 후 저어가며 되직해질 때까지 약불에 끓입니다.
2. 고추부각을 만들기에 적당한 크기로 잘라줍니다.
3. 고추에 찹쌀풀을 바르고 하루 정도 말립니다.
4. 잘 마른 고추부각을 콩기름에 10초 정도 튀기고(너무 오래 튀길 필요 없음) 깨를 뿌립니다.

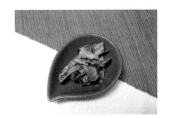

고추부각	단위: g
고추(풋고추)	10
볶은흰깨	5
찹쌀가루	5
콩기름	40

열량 (Cal)	단백질 (g)	지방 (g)	탄수화물 (g)	섬유소 (g)	나트륨 (mg)	칼륨 (mg)	인 (mg)
415.5	1.8	42.0	6.1	1.2	0.4	51.6	40.8

TIP.

찹쌀가루나 전분을 묻혀 기름에 튀겨내는 부각은 기름의 고소한 냄새와 바삭한 식감으로 나트륨 섭취는 줄이면서 충분한 열량을 섭취할 수 있는 좋은 요리입니다.

과일

표 13. 칼륨 100mg이 들어있는 과일의 양

과일명	분량 (g)	열량 (Cal)	단백질 (g)	지방 (g)	탄수화물 (g)	섬유소 (g)	나트륨 (mg)	칼륨 (mg)	인 (mg)
감(단감)	80	40.8	0.3	0	10.9	5.1	0	105.6	12
감(연시)	60	39	0.2	0	10.7	3.9	0.6	102.6	13.8
귤.조생	60	23.4	0.4	0.1	5.9	0	6.6	103.8	6.6
딸기(설향)	70	23.8	0.5	0	6	1	0	107.1	21
라임	100	30	0.7	0.2	10.5	2.8	2	102	18
라즈베리	70	36.4	0.8	0.5	8.4	4.6	0.7	105.7	20.3
람부탄.통조림	250	205	1.6	0.5	52.2	2.3	27.5	105	22.5
레몬	80	22.4	0.6	0.1	7.4	0.8	1.6	97.6	17.6
리치	60	37.8	0.6	0.1	9.8	0.5	0	102	13.2
망고	70	42.7	0.5	0.1	11.2	1.2	0	99.4	11.9
망고스틴	100	67	0.6	0.2	17.5	1.4	1	100	12
무화과	60	32.4	0.4	0.1	8.6	1.1	1.2	102	9.6
배.신고	80	36.8	0.2	0	9.9	1.1	0	102.4	9.6
복숭아.백도	50	24.5	0.3	0	6.6	1.3	0	108	12
복숭아.백도.통조림	120	96	0.2	0.1	23.4	0	6	100.8	10.8
블루베리(생.냉동비슷)	150	72	0.8	0.1	18.9	4.5	0	105	18
사과.부사	100	53	0.2	0	14.4	2.7	0	107	11
수박	100	31	0.8	0.1	7.8	0.2	0	109	12

아로니아	55	33	0.5	0.1	8.5	3.9	0	101.8	11.6
애플망고	180	88.2	0.9	0	23.8	1.1	3.6	106.2	18
오렌지	80	35.2	0.7	0.1	9	0	0.8	100.8	16
자두	60	15.6	0.3	0.4	3.2	0	0.6	98.4	7.2
자몽(그레이프프루트)	60	19.2	0.5	0	4.8	0.7	0.6	98.4	11.4
천혜향	70	30.8	0.6	0	7.9	0.8	0	107.1	11.9
크렌베리	120	55.2	0.6	0.2	14.4	4.3	2.4	96	13.2
파인애플	100	53	0.5	0	14.3	2.5	0	97	5
파인애플.통조림	130	101.4	0.4	0.1	24.9	2.2	1.3	96.2	5.2
포도.거봉	60	36.6	0.3	0	9.8	0.2	0.6	103.8	7.8
포도.청포도	80	38.4	0.2	0.2	10.1	0	1.6	96	8
포도.캠벨	60	36	0.4	0.3	9.1	0.7	1.2	102	9
한라봉	60	31.2	0.6	0	8	0.9	1.2	106.8	12

TIP.

과일을 선택하는데 가장 눈 여겨 보서야 할 영양소는 칼륨입니다. 물론 당뇨가 있으시거나 체중조절이 필요하다면 열량과 당질도 눈 여겨 보서야 하지만, 소변량이 줄어들거나 콩팥병이 3단계 이상 진행된 상태라면, 첫 번째 선택기준은 칼륨으로 하는 것이 좋습니다.

한 번에 드시는 양을 잘 조절하면 다양한 과일을 드실 수 있습니다.

그러나 일반적인 1회 섭취량에 칼륨이 300~400㎎ 이상 들어 있는 고칼륨과일(곶감, 멜론, 바나나, 앵두, 참외, 천도복숭아, 토마토, 키위 등)는 되도록 피하고 칼륨이 적은 과일이라도 한꺼번에 여러 종류를 많이 드시면 칼륨섭취량도 많아진다는 것을 명심하셔야 합니다. 한번에 칼륨 100㎎ 정도만 섭취하도록 앞의 표를 참고하셔서 한 가지 과일만 선택하고 양을 잘 조절해서 드십시오.

1. 오렌지류

칼륨이 가장 많은 것은 한라봉과 조생귤이고 가장 적은 것은 오렌지입니다.

한라봉이나 귤을 드시려면 60g 드시고, 오렌지는 80g 드십시오.

2. 베리류

칼륨이 가장 많은 것은 아로니아, 가장 적은 것은 블루베리입니다. 블루베리 등 냉동과일은 생과일과 신선도, 식감의 차이는 있지만 영양함량 차이는 크지 않으니 용도에 맞게 선택하시면 되겠습니다.

아로니아를 드시려면 55g만 드시고 블루베리는 150g 정도 드실 수 있습니다.

3. 열대과일류

칼륨이 가장 많은 것은 리치, 가장 적은 것은 람부탄 통조림과 육입니다.

망고류는 애플망고 < 망고스틴 < 망고 순서로 칼륨이 많으니 선택에 참고하시고 드실 때 양을 조절하세요. 망고를 드시려면 70g만 드시고 애플망고라면 180g 드실 수 있겠습니다.

4. 생과일과 통조림 과일

복숭아, 파인애플, 포도 등 통조림과일은 시럽을 버리고 과육만 건져 드시면 생과일보다 훨씬 적은 양의 칼륨만 드시게 됩니다.

생과일 백도는 50g, 통조림 백도는 과육 150g을 드시면 각각의 칼륨 섭취량은 100㎎으로 비슷하게 됩니다.

단, 통조림과일은 당류와 열량 섭취가 많아지니 당뇨병이 있으시거나, 체중조절이 필요한 분은 생과일로 양을 적게 드실 것을 추천합니다.

우유, 유제품

표 14. 우유, 유제품의 영양성분

	분량 (ml)	열량 (Cal)	단백질 (g)	지방 (g)	탄수화물 (g)	섬유소 (g)	나트륨 (mg)	칼륨 (mg)	인 (mg)
우유	200	130	6.2	6.6	11.1	0.0	72.0	286.0	168.0
우유(바나나맛)	240	216	6.3	7.2	31.5	0.0	81.6	300.0	172.8
우유.저지방	200	84	6.9	1.8	9.7	0.0	74.0	298.0	174.0
요구르트.호상.무첨가	85	60	4.4	3.3	2.9	0.9	39.1	147.9	89.3
요구르트.호상.딸기	85	81	2.5	2.1	13.2	0.6	34.9	138.6	75.7
요구르트.액상 (농후).사과	150	164	3.9	4.1	28.4	7.2	55.5	229.5	127.5
요구르트.액상	65	42	0.8	0.0	9.9	0.4	11.1	39.0	21.5
치즈.리코타	20	32	1.4	2.3	1.3	0.0	32.0	42.0	40.0
치즈.크림	20	70	1.2	6.9	1.1	0.0	62.8	26.4	21.4
치즈.모짜렐라	100	294	28.0	16.9	5.4	0.0	424.0	84.0	535.0
치즈.체다	18	54	3.4	3.8	1.1	0.0	167.0	11.2	154.3
치즈.파마산	20	84	5.7	5.6	0.5	0.0	229.2	51.2	77.4
연유.무가당	100	127	5.6	5.7	13.1	0.0	87.0	226.0	158.0
연유.가당	100	361	7.8	7.8	66.3	0.0	101.0	366.0	238.0
샤베트	75	95	0.7	0.8	21.5	0.0	9.8	71.3	16.5
아이스크림(바닐라)	160	286.4	8.0	12.5	35.6	0.0	112.0	300.8	105.6

TIP.

1. 우유, 유제품을 선택할 때 가장 눈여겨보셔야 할 영양소는 단백질과 인입니다.

2. 시중에 나와 있는 일반적인 1회 섭취량을 기준으로 한 앞의 표 14의 영양분석표를 참고하시어 섭취량을 조절하시기 바랍니다.

3. 2016년 국민영양통계상 다소비식품 1위인 쌀 다음으로 많이 소비하는 식품이 우유이고 23위에 호상요구르트(떠먹는 요구르트)도 있습니다. 생각보다 흔히 많이 섭취하는 간식이지만 인산함량이 많으므로 (저지방)우유를 하루에 반잔~1잔 드시거나 호상요구르트 1개만 섭취하시기 바랍니다.

4. 치즈를 좋아한다면 나트륨과 인 함량이 낮은 리코타 치즈를 샐러드에 한 숟가락 정도 섞어 드시거나 빵에 크림치즈를 발라 드시는 것을 추천해 드립니다.

간식

표 15. 간식의 영양성분

	분량 (g)	열량 (Cal)	단백질 (g)	지방 (g)	탄수화물 (g)	섬유소 (g)	나트륨 (mg)	칼륨 (mg)	인 (mg)
뻥튀기	30.0	114.9	3.3	0.3	24.7	0.6	33.6	40.5	22.8
튀밥	30.0	117.9	2.6	1.2	24.2	0.0	22.2	83.4	68.4
강냉이	30.0	120.3	2.1	1.0	26.4	0.1	15.3	77.4	68.4
팝콘	30.0	160.8	2.3	9.2	17.3	0.0	235.2	107.7	69.9
모닝빵	50	158	4.5	2.5	29.5	1.1	130.0	57.0	44.0
식빵	50	140	4.5	2.5	24.8	1.9	258.0	49.0	39.0
바게트	50	140	4.7	0.7	28.8	1.4	310.0	55.0	36.0
베이글	75	209	8.0	1.6	39.8	1.7	378.8	51.0	63.0
카스텔라	100	299	6.9	3.7	59.5	4.7	81.0	82.0	101.0
롤케이크	100	369	7.5	20.2	39.2	6.3	162.0	95.0	122.0
파운드케이크	90	367	5.1	18.6	44.7	0.8	186.3	117.0	133.2

크로와상	55	246	4.3	14.7	24.1	1.0	258.5	49.5	36.9
슈크림빵	85	234	5.1	6.5	38.7	0.0	136.0	57.8	68.0
버터크림빵	75	287	6.2	13.8	34.7	2.0	239.3	84.8	69.0
팥빵	110	278	8.3	3.5	53.4	6.9	198.0	172.7	112.2
소보루빵	85	353	8.1	12.4	52.2	3.5	261.0	148.8	131.8
케이크.후르츠	100	324	2.9	9.1	61.6	3.7	101.0	153.0	52.0
케이크.초콜릿	100	417	5.2	22.1	49.3	0.7	146.0	318.0	125.0
케이크.치즈	100	331	5.9	21.3	28.8	0.7	240.0	122.0	176.0
찹쌀떡	50	123	2.4	0.9	26.3	1.3	131.0	21.5	19.0
인절미	30	69	1.7	0.3	14.9	0.6	101.1	26.4	13.8
찰시루떡	30	54	2.0	0.1	11.3	0.4	54.6	79.5	29.1
맵쌀시루떡	30	55	1.7	0.1	11.7	0.9	69.9	58.5	25.5
가래떡	50	107	1.9	0.2	24.4	0.4	130.5	14.5	18.0
개피떡	20	41	0.9	0.2	9.1	0.0	31.0	5.8	31.0
꿀떡	15	32	0.5	0.2	6.9	0.2	37.2	2.7	5.4
백설기	50	114	1.8	0.2	26.3	0.3	144.5	16.5	20.5
송편.깨	30	67	1.8	0.8	13.2	0.3	51.9	53.1	27.0

TIP.

1. 전통간식

전통간식인 뻥튀기, 쌀튀밥, 강냉이는 나트륨, 칼륨, 인이 낮아 열량 보충이 필요한 만성콩팥병 환자에게 좋은 간식이 됩니다. 이에 비교하면 팝콘은 지방과 나트륨이 너무 많아 피하시는 것이 좋겠습니다.

2. 빵

식사용 빵 중에서는 나트륨 함량이 많은 바게트와 베이글 보다는 모닝빵이나 식빵을 선택하시는 편이 좋겠습니다.

3. 선물용 케이크

종이상자에 담겨 선물용 케이크 코너에 있는 빵들은 카스텔라 < 롤케이크 < 파운드케이크 순으로 나트륨, 칼륨, 인이 많습니다. 간식으로 선택하신다면 카스텔라를 권해 드립니다.

4. 낱개빵

낱개로 포장된 빵 중에서 애써 골라보자면, 소세지빵이나 소보루빵, 팥빵보다는 크로와상이나 크림빵이 나은 선택이 될 것 같습니다.

5. 케이크

생일이나 특별한 날 케익을 드시게 된다면 초콜릿이나 치즈케익보다 후르츠생크림케익으로 한 조각 드실 것을 추천합니다.

6. 떡

떡은 쑥이나 콩 등 잡곡이 들어있는 것보다 맵쌀떡을 선택하시는 것이 좋겠습니다. 그리고 1회 분량이 규격화 되어 있는 경우보다는 한 덩어리로 되어 있거나 떡집마다 다른 크기로 조각되어 있으니 드시는 양을 잘 조절해야 하는 어려움이 있습니다.

음료

표 16. 음료, 차의 영양성분

	분량 (ml)	열량 (Cal)	단백질 (g)	지방 (g)	탄수화물 (g)	섬유소 (g)	나트륨 (mg)	칼륨 (mg)	인 (mg)
커피.원두.용액	150	6	0.3	0	1.05	0	3	51	3
커피.캔	150	57.0	1.2	0.2	12.5	1.5	55.5	103.5	31.5
커피.믹스용액	150	69.0	0.6	0.5	16.4	0.0	4.5	169.5	54.0
사이다	200	80.0	0.0	0.0	20.0	0.0	2.0	0.0	0.0
콜라	200	76.0	0.0	0.0	18.9	0.0	4.0	4.0	32.0
이온음료	200	74.0	0.0	0.0	18.3	0.0	88.0	44.0	36.0
식혜	200	64.0	0.1	0.0	15.8	2.0	4.0	6.0	4.0
쉐이크.바닐라	200	296.0	6.7	13.0	39.2	1.8	162.0	332.0	196.0
녹차.추출	200	4.0	0.1	0.0	0.8	0.0	0.0	66.0	4.0
둥글레차.추출	200	2.0	0.0	0.0	0.5	0.0	0.0	10.0	0.0
보리차.추출	200	0.0	0.0	0.0	0.1	0.0	2.0	4.0	0.0
보이차	200	0.0	0.2	0.0	0.0	0.0	4.0	36.0	4.0
레몬에이드	200	110	0.0	0.0	19.1	0.0	2.0	24.0	2

TIP.

1. 커피를 드시고 싶다면 캔커피와 믹스커피는 피하시고 원두커피를 우려내어 드시거나 블랙커피로 드시기 바랍니다.

2. 탄산음료를 권장하지는 않지만 시원한 한 잔이 필요하시다면 콜라보다는 사이다를 선택하세요.

3. '0' 칼로리의 탄산수는 보류하시기 바랍니다. 탄산수는 무기질이 함유되어 있는 미네랄 탄산수와 무기질이 없는 탄산수로 나눌 수 있으나 현재 영양정보표시 중 무기질 함량이 의무표시사항이 아니어서 시판제품의 칼륨과 인의 함량을 쉽게 알 수 없습니다. 가능한 성분을 알 수 있는 제품을 선택하시고 그렇지 않은 경우 섭취를 하지 않는 것이 좋겠습니다.

4. 물은 깨끗한 생수를 드시거나 보리차, 둥글레차의 티백을 끓여 드세요.

5. 하지만, 소변량이 줄거나 거의 나오지 않을 경우에는,
   · 국물, 물, 음료수는 전날 소변량 + 500㎖만 드시고
   · 물은 한꺼번에 마시지 말고 한 모금씩
   · 얼음, 얼린 과일 녹여먹기
   · 레몬조각, 껌, 사탕 먹기 등의 방법으로 수분 섭취량을 조절하세요.

기타 *TIP.*

1. 잼의 칼륨함량

잼 100g 안에 들어있는 칼륨의 양을 비교한 그림을 아래에 보여드립니다.

블루베리잼보다는 딸기잼이나 복숭아잼의 칼륨함량이 많으니 선택에 참고하세요.

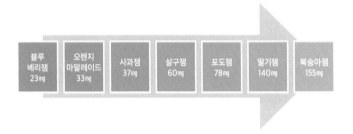

2. 그 외 간식 먹기

초콜렛, 코코아, 마가루, 쌍화차, 견과류(땅콩, 호두, 아몬드…) 간식은 피하세요.

식사를 충분히 못하거나 건강체중유지를 못하고 체중이 감소할 경우 영양보충제품, 닭가슴살 칩 등을 식사대신이나 간식으로 드시기 바랍니다. 음료, 푸딩, 분말 형태의 영양보충제품이 시중에 많이 나와 있습니다. 감기몸살이나 컨디션저하로 식사량이 부족하다면 적절한 보충식품을 드시도록 하세요. 꿀이나 젤리도 열량보충간식으로 이용할 수 있지만 혈당조절이 잘 되지 않을 경우에는 이러한 단순당 식품은 제한하는 것이 좋습니다.

외식 *TIP.*

이런 건 피하세요

- 라면, 설렁탕, 꼬리곰탕, 갈비탕 등의 식사는 소금섭취뿐 아니라, 인의 섭취도 늘어날 수 있습니다.
- 회, 고기구이 등을 한꺼번에 몰아서 먹는 일은 피하세요.

이럴 땐 이렇게

- 작은 사이즈로 주문하세요. 대중소가 있으면 '소'자로, 보통과 곱빼기가 있으면 '보통'으로 주문하면 저절로 열량, 나트륨, 칼륨, 인 섭취량이 줄어듭니다.
- 간짜장처럼 소스가 따로 나오도록 주문해서 소스를 남기세요.
- 물냉면, 우동은 국물을 드시지 마세요.
- 비빔냉면, 비빔국수는 비빔장을 반 숟가락만 사용하세요.
- 김밥은 단무지, 시금치를 빼고 드시면 나트륨, 칼륨섭취를 줄일 수 있습니다.
- 추어탕에 넣어 드시는 들깨나 산초가루도 ½ 티스푼 이내로 소량만 넣어드셔야 칼륨의 지나친 섭취를 줄일 수 있습니다.

표 17. 계량도구에 따른 식품 중량(g)

식품명	작은 숟가락(티스푼) 5ml	큰 숟가락 15ml	계량컵 200ml
물	5	15	200
꿀	7	21	280
잼	7	21	250
가는 소금(정제염)	6	18	240
간장	6	18	230
된장	6	18	230
케첩	6	18	240
우스터소스	6	18	240
굴소스	6	18	250
우유	5	15	210
굵은 소금	5	15	180
마요네즈	4	12	190
식용유	4	12	180
참기름	4	12	180
설탕	3	9	130
전분	3	9	130
밀가루	3	9	110

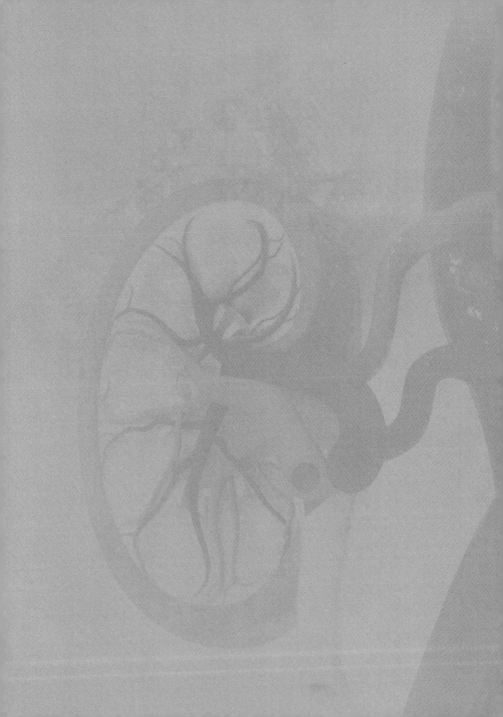

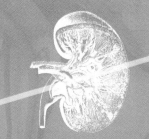

PART 3

나의 하루 섭취량 알기

1. 나의 건강체중과 비만도 알아보기

- 건강체중이란? 건강을 유지하는데 가장 알맞은 체중입니다. 표준체중이라고도 합니다.
- 체질량지수(BMI: Body Mass Index)란? 현재 몸무게가 건강체중을 기준으로 저체중인지 비만인지 판정하기 위한 지표입니다.
- 표준체중백분율이란? 체질량지수처럼 현재 몸무게가 건강체중을 기준으로 저체중인지 비만인지 판정하기 위한 또다른 지표입니다.

표 18. 건강체중과 비만도 구하는 법

	건강체중, 표준체중 IBW: Ideal Body Weight (단위: kg)	체질량지수 BMI: Body Mass Index (단위: kg/㎡)	표준체중 백분율 PIBW: % Ideal Body Weight (단위: %)
공식	남자: 키(m)X(m)×22 여자: 키(m)X(m)×21	$\dfrac{\text{현재체중(kg)}}{\text{키(m)X(m)}}$	$\dfrac{\text{현재체중}}{\text{표준체중}} \times 100$

표 19. 체질량지수와 표준체중백분율에 따른 체중 판정

	체질량지수(단위:kg/㎡)		표준체중 백분율 (단위:%)
	세계보건기구 기준	아시아-태평양, 대한비만학회기준	
저체중	< 18.4	< 18.4	80~89
정상	18.5~24.9	18.5~22.9	90~109
과체중	25~29.9	23~24.9	110~119
비만	> 30	> 25	120

　혈액투석 환자는 건강체중을 유지하는 것도 중요하며, 매 투석간 체중증가가 2kg 내외, 또는 하루에 0.5~1.0kg를 초과하지 않는 범위에서 체중조절을 하는 것도 중요합니다.

BMI CHART

기준: 대한비만학회

| | 저체중 | | 정상체중 | | 과체중 | | 비만 | | 비만(세계보건기구) |

키(cm) 체중(kg)	145	150	155	160	165	170	175	180	185
35									
38.9	18.5								
41.6		18.5							
44.4			18.5						
47.4				18.5					
48.4	23.0								
50.4					18.5				
51.8		23.0							
52.6	25.0								
53.5						18.5			
55.3			23.0						
56.3		25.0							
56.7							18.5		
58.9				23.0					
59.9								18.5	
60.1			25.0						
62.6	30.0				23.0				
63.1									
63.3									18.5
64.0				25.0					
66.5		30.0				23.0			
67.5									
68.1					25.0		23.0		
70.4			30.0						
72.3						25.0		23.0	
74.5				30.0			25.0		
76.6									23.0
78.7									
81.0					30.0			25.0	
81.7									25.0
85.6						30.0			
91.9							30.0		
97.2								30.0	
102.7									30.0

2. 나의 적정 칼로리 구하기

표 20. 체중과 나이에 따른 열량구하기

	육체활동이 거의 없는 경우	보통의 활동을 하는 경우	심한 육체활동을 하는 경우
정상체중이면서 60세 이하	표준체중 X 25~30 (칼로리/일)	표준체중 X 30~35 (칼로리/일)	표준체중 X 35~40 (칼로리/일)
비만하면서 60세 이하	조정체중 X 20~25 (칼로리/일)	조정체중 X 25~30 (칼로리/일)	조정체중 X 25~30 (칼로리/일)
정상체중이면서 60세 이상	표준체중 X 20~25 (칼로리/일)	표준체중 X 25~30 (칼로리/일)	표준체중 X 30~35 (칼로리/일)
비만하면서 60세 이상	조정체중 X 20~25 (칼로리/일)	조정체중 X 25~30 (칼로리/일)	조정체중 X 30~35 (칼로리/일)

조정체중: 표준체중 + (실제체중 - 표준체중) X 0.25

위의 표는 계산을 위해 간략하게 제시한 것입니다. 개개인에게 맞는 열량산정은 체중변화 등을 관찰하며 지속적으로 조정해야 합니다.
전문가(의사, 영양사)와 상담하실 것을 권합니다.

표 21. 한국인 권장 섭취량(DRI 2015)

단백질	인	칼륨	나트륨
0.9g /kg/day	평균필요량: 580mg/day 권장섭취량: 700mg/day 상한섭취량: 3000~3500mg/day	3500 mg/day	충분섭취량 1100~1500mg/day 목표섭취량: 2000mg/day

표 22. 콩팥병 단계에 따른 권장섭취량

단계	사구체 여과율 ml/min/1.73 m²	단백질	인	칼륨	나트륨
1기	90 이상				
2기	60~89	0.8~1.0 g/kg/day	600~800mg/day	혈액검사에 따라 조절	2000mg/day (소금 5g) 이하
3기	30~59				
4기	15~29	0.6~0.8 g/kg/day	600~800mg/day	2000mg 미만	2000mg/day 미만 (소금 5g) 이하
5기 (투석)	15미만	1.2~1.4 g/kg/day	600~800mg/day	2000mg 미만	2000mg/day 미만 (소금 5g) 이하

단백질이란 무엇일까요?

완전단백질(동물성단백질)과 불완전단백질(식물성단백질)로 구분되며 완전단백질은 몸 안에서 만들어낼 수 없으므로 음식으로 섭취해야 합니다. 완전단백질은 정상적인 성장, 생리적 기능, 면역기능을 돕습니다. 균형 있는 식사를 위해 식물성과 동물성 단백질을 고루 섭취하되, 체내 단백질 효율의 향상을 위해 필요량의 50% 이상은 동물성 단백질을 섭취하는 것이 좋습니다.

표 23. 단백질 급원식품의 분류

동물성 단백질			식물성 단백질		
닭, 생선, 고기, 달걀, 유제품			콩, 곡물, 채소		
단백질 8g	단백질 8g	단백질 8g	단백질 2g	단백질 1g	단백질 1g
우유 1잔	생선1토막(50g)	돼지고기 1토막 40g	쌀밥 1/3공기	나물1접시	채소국1대접

잠깐!

식사계획을 위한 식품교환을 알아보겠습니다.

식품교환단위란?

1. 영양소 구성이 비슷한 것끼리 6가지 식품군으로 나누어 묶었습니다.
2. 6가지 식품군은 곡류군, 어육류군, 채소군, 지방군, 우유군, 과일군입니다.
3. 같은 식품군 안에서 열량과 영양소가 비슷하게 맞춰 놓은 것을 1교환단위라고 합니다.
4. 여기서는 단백질이 들어있는 4가지 식품군(어육류군, 곡류군, 채소군, 우유군) 위주로 설명 드리겠습니다.

표 24. 식품군과 급원식품

식품군	식품명
곡류군	밥, 국수, 감자, 떡, 빵, 묵류 등
어육류군	고기, 생선, 건어물, 젓갈, 해산물, 콩류 등
채소군	채소, 해조류, 버섯, 김치 등
지방군	견과류, 고체성 기름, 드레싱, 식물성 기름 등
우유군	우유, 두유 등
과일군	감, 감귤류, 딸기, 바나나, 배, 올리브, 토마토 등

3. 단백질은 어디에 있을까요?

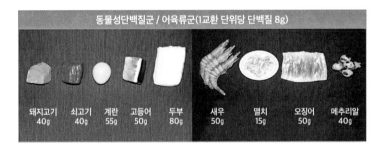

동물성단백질군 / 어육류군(1교환 단위당 단백질 8g)

| 돼지고기 40g | 쇠고기 40g | 계란 55g | 고등어 50g | 두부 80g | 새우 50g | 멸치 15g | 오징어 50g | 메추리알 40g |

- 손바닥 크기의 동물성 단백질을 섭취하시면 단백질 8g이 포함되어 있습니다.
- 콩팥병의 밥상 차림 시 어육류군의 단백질 단위수를 조절합니다.
- 두부는 식물성 단백질이지만 영양가가 높아 동물성 단백질군으로 분류하였습니다.

8g

- 계란 1개(무게 55g)에는 55g의 단백질이 포함된 것은 아닙니다.
- 단백질 1교환단위당 8g의 단백질이 포함되어 있습니다.

달걀 55g = 단백질 8g + 수분 40g + 기타 영양소 7g

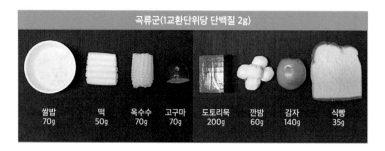

곡류군(1교환단위당 단백질 2g)

| 쌀밥 70g | 떡 50g | 옥수수 70g | 고구마 70g | 도토리묵 200g | 깐밤 60g | 감자 140g | 식빵 35g |

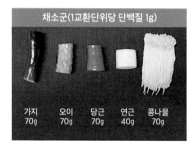

채소군(1교환단위당 단백질 1g)

| 가지 70g | 오이 70g | 당근 70g | 연근 40g | 콩나물 70g |

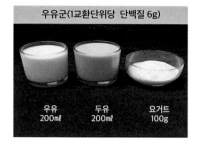

우유군(1교환단위당 단백질 6g)

| 우유 200㎖ | 두유 200㎖ | 요거트 100g |

표 25. 건강 몸무게에 따른 동물성단백질 하루 섭취 교환 단위수

몸 무 게	투 석 전 단백질양 (0.7g/kg)	동물성 단백질 단위수	투 석 후 단백질양 (1.3g/kg)	동물성 단백질 단위수
41~45kg	29~32g/일	●	53~59g/일	●●●
46~50kg	32~35g/일	●	60~65g/일	●●●●
51~55kg	36~39g/일	●●	66~72g/일	●●●●●
56~60kg	39~42g/일	●●	73~78g/일	●●●●●◖
61~65kg	43~46g/일	●●●	79~85g/일	●●●●●●
66~70kg	46~49g/일	●●●	86~91g/일	●●●●●●◖
71~75kg	50~53g/일	●●●	92~98g/일	●●●●●●●
76~80kg	53~56g/일	●●●	99~104g/일	●●●●●●●◖

- ● 표시는 하루 동안 섭취해야 할 < 동물성 단백질 1단위(8g) 섭취 >를 의미합니다. 예) ●= 계란 1개(단백질 8g)
- 하루 평균 섭취하는 식물성 단백질 섭취량을 제외하고 계산한 대략적인 수치입니다. 본인의 섭취량에 맞게 조절이 필요합니다.

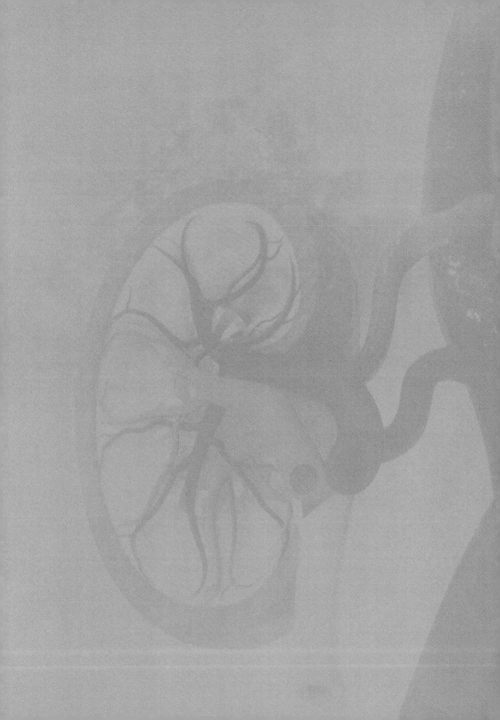

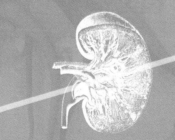

PART 4

실제 환자 식사평가 및 Q&A

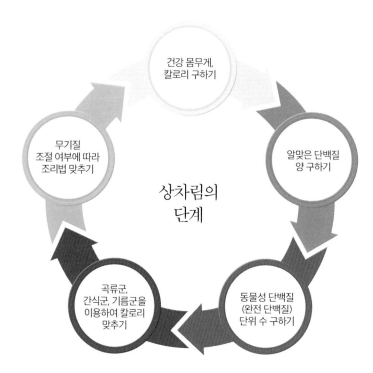

상차림의
단계

건강 몸무게,
칼로리 구하기

알맞은 단백질
양 구하기

동물성 단백질
(완전 단백질)
단위 수 구하기

곡류군,
간식군, 기름군을
이용하여 칼로리
맞추기

무기질
조절 여부에 따라
조리법 맞추기

- PART 2에서 무기질(칼륨, 나트륨, 인) 조절 조리법을 배웠습니다.

- PART 3에서 건강 몸무게, 칼로리 구하기와 단백질 양, 그 중 동물성 단백질 단위수 구하기를 배웠습니다.

- 아래 도식은 상차림의 단계입니다. PART 2, 3에서 배운 내용을 활용하여 흐름에 맞춰 나만의 상차림도 완성해 보시기 바랍니다.

- 다음 장에서는 콩팥병 단계에 따른 식사처방을 실제 식사에 어떻게 적용하는지 살펴보겠습니다.

CASE 1.

콩팥병 4기, GFR16의 환자의 평소 식사

50대(키 155cm, 몸무게 50kg) 직장생활을 하는 여성으로 최근 몸이 자꾸 붓고 피곤하였고, 병원에 내원하여 '만성콩팥병4기'라는 진단을 받았다. 그 후 인터넷을 통해 콩팥에 좋은 음식을 찾아 물 대신 버섯 달인 물과 팥물을 마셨고 몸의 붓기를 빼기 위해 호박죽과 팥죽을 자주 먹었다. 아침은 바빠서 곡물떡과 선식으로 하고 온 몸에 힘이 빠지는 느낌이 들어 사골국을 끓여 건강을 챙기고 있다.

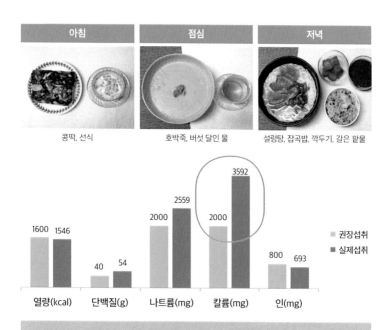

아침	점심	저녁
콩떡, 선식	호박죽, 버섯 달인 물	설렁탕, 잡곡밥, 깍두기, 갈은 팥물

열량(kcal): 권장섭취 1600, 실제섭취 1546
단백질(g): 권장섭취 40, 실제섭취 54
나트륨(mg): 권장섭취 2000, 실제섭취 2559
칼륨(mg): 권장섭취 2000, 실제섭취 3592
인(mg): 권장섭취 800, 실제섭취 693

■ 권장섭취
■ 실제섭취

Focus! 고칼륨 & 민간요법

콩팥에 기능을 회복시키고자 많은 환자분들이 인터넷의 무분별한 식이요법을 따르는 경우가 많습니다. 특정 음식 섭취(팥물, 호박죽, 검증되지 않은 건강보조식품 등)로 고칼륨혈증 및 콩팥 손상이 가속화될 수 있습니다.

다음 장은 환자의 콩팥질환 진행단계에 맞는 열량, 단백질, 무기질 섭취량과 식단 처방전입니다.

나의 건강체중

· 키 155㎝, 몸무게 50㎏, 여성
· 1.55m X 1.55m X 21(여성) = 50.4㎏(건강체중)
· 건강체중범위(90~109%) = 45㎏(90%) ~ 50.4㎏(100%) ~ 54.9㎏(109%)
· 건강체중 45㎏~54.9㎏으로 관리하세요.

나의 비만도

· 비만도 계산 : 현재몸무게 50㎏ / (1.55mX1.55m) = 20.8㎏/㎡
· BMI = 20.8㎏/㎡
· 정상범위 = BMI 18.5~22.9㎏/㎡
· 비만도 : 정상체중입니다.

나의 건강 칼로리

· 정상체중이면서 60세 이하, 보통의 활동을 하는 경우
· 50㎏ X 30~35kcal/day(에너지/하루)
· 1500kcal~1750kcal입니다.

나의 알맞은 단백질 양

· 콩팥병4기로 단백질은 현재 몸무게(50㎏) 당 0.6~0.8g/㎏
· 50㎏ X 0.6~0.8g/㎏ = 30g~40g
  (식물성 단백질 50% 섭취, 동물성 단백질 50% 섭취)
· 동물성 단백질15~20g → 동물성 단백질 2단위(1단위=8g) 섭취

나의 무기질 조절

· 인 : 600~800㎎/day
· 칼륨(포타슘) : < 2000㎎/day
· 나트륨 : < 2000㎎/day

열량 1592kcal, 단백질 42g, 나트륨 1697mg, 칼륨 2203mg, 인 708mg 함유

동물성 단백질 2단위　　　　**1600kcal**　　　　**총 단백질 40g**

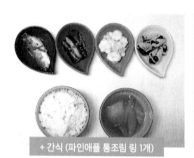

+ 간식 (파인애플 통조림 링 1개)

아침
- 배추된장국
- 흰밥
- **조기구이(조기 80g, 단백질1단위)**
- 가지볶음
- 컬리플라워볶음
- 김부각

TIP
밑반찬으로 부각을 이용하는 것도 좋습니다.

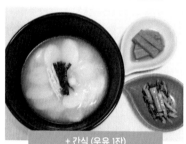

+ 간식 (우유 1잔)

점심
- 떡국
- 저염 무피클
- 열무나물

TIP
투석전환자는 떡국은 단백질 식품이 들어가지 않은 것으로 드시고, 단백질을 충분히 드셔야 하는 투석환자라면 고명으로 고기1단위, 계란1단위를 추가하면 단백질2단위 식사가 됩니다.

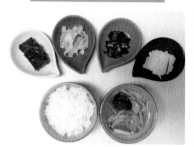

저녁
- 맑은 버섯국
- 흰밥
- **섭산적(쇠고기40g, 단백질1단위)**
- 양배추나물
- 쪽파나물
- 저염백김치

동물성 단백질 2단위   **1600kcal**   **총 단백질 40g**

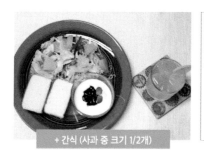

+ 간식 (사과 중 크기 1/2개)

아침

- 카스텔라
- 파인애플 양상추 샐러드
- 블루베리잼+요거트
- 레몬주스

TIP

레몬주스, 블랙커피, 식혜, 두유, 우유 1잔으로 좀 더 풍요롭게 아침식사를 만들어 보세요.

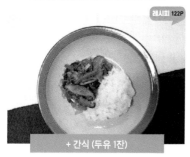

레시피 122P

+ 간식 (두유 1잔)

점심

- 돼지고기버섯잡채밥
  (돼지고기80g 단백질2단위)

TIP

당면은 고구마전분으로 만들지만 칼륨함량이 낮은 식품입니다. 잡채를 이용해 잡채스파게티를 하실 수도 있습니다.

고구마 생 것 100g = 칼륨 370mg
당면 100g = 칼륨 2mg

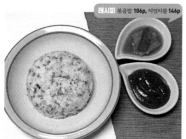

레시피 볶음밥 106p, 저염피클 146p

저녁

- 야채볶음밥
- 저염 오이, 무피클
- 케첩

TIP

케첩 30g, 소금1g양과 동일합니다. 무게를 재보세요. 굉장히 많은 양이라는 것을 알 수 있습니다. 케첩 무게를 확인하고 케첩 야채볶음밥을 만들어 보세요.

CASE 2.

환자의 평소 식사(콩팥병3기, GFR31)

40세(키170cm, 몸무게75kg) 남성분으로 바쁜 회사원이다. 아침식사는 집, 점심은 구내식당, 저녁은 잦은 회식을 한다. 건강검진 결과에서 혈뇨와 단백뇨가 있다고 들었지만 증상이 없었고 영양상담을 받아 본적이 없다. 콩팥클리닉을 재방문했을 때 콩팥병 3기 끝 부분이라고 하였다. 식이 요법을 해야 할 것 같지만 어떤 식품과 음식을 조절하며 먹어야 할 지 막막하다.

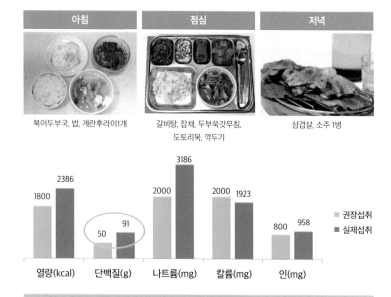

아침	점심	저녁
북어두부국, 밥, 계란후라이1개	갈비탕, 잡채, 두부쑥갓무침, 도토리묵, 깍두기	삼겹살, 소주 1병

■ 권장섭취 ■ 실제섭취

	권장섭취	실제섭취
열량(kcal)	1800	2386
단백질(g)	50	91
나트륨(mg)	2000	3186
칼륨(mg)	2000	1923
인(mg)	800	958

Focus! 단백질

· 단백질 조절이 필요합니다. 나의 적정 단백질 양을 찾아야 합니다.
예) 단백질이 하루 3단위라면 북어두부국을 콩나물국으로 갈비탕 고기는 3조각 섭취합니다.
· 회식자리 : 회사동료나 지인들에게 식사조절이 필요하다고 알리는 것이 식이관리에 중요합니다.

나의 건강체중

- 키 170cm, 몸무게 75kg, 남성
- 1.7m X 1.7m X 22(남성) = 63.5kg(건강체중)
- 건강체중범위(90~110%) = 57.2kg(90%)~63.5kg(100%)~69.3kg(109%)
- 건강체중 57.2kg~69.3kg으로 관리하세요.

나의 비만도

- 비만도 계산 : 현재몸무게 75kg / (1.7mX1.7m) = 25.9kg/㎡
- BMI = 25.9kg/㎡   · 비만(아시아-태평양) = > 25kg/㎡
- 비만도 : 비만입니다. → 체중조절 1차 목표는 조정체중으로의 감량입니다.

나의 건강 칼로리

- 비만이면서 60세 이하, 보통의 활동을 하는 경우
- 비만이므로 조정체중을 사용합니다.
- 표준체중 + (실제체중-표준체중) X 0.25 = 63.5kg + (75kg~63.5kg) X 0.25 = 66.3kg
- 66.3kg X 25~30kcal/day(하루 필요한 칼로리)
- 1657kcal~1989kcal입니다.

나의 알맞은 단백질 양

- 콩팥병3기, 비만으로 단백질은 조정체중(75kg) 당 0.8~1.0g/kg
- 66.3kg X 0.8-1.0g/kg = 53g~66g
  (식물성단백질 50%섭취, 동물성단백질 50%섭취)
- 동물성 단백질 26~33g → 동물성 단백질 3~4단위(1단위=8g) 섭취

나의 무기질 조절

- 인 : 600~800mg/day   · 칼륨(포타슘) : 혈액수치에 따라 조절합니다.
- 나트륨 : < 2000mg/day

처방식단 1. 한식 열량 1829kcal, 단백질 55g, 나트륨 2218mg, 칼륨 2415mg, 인 782mg 함유

동물성 단백질 3단위　　　1800kcal　　　총 단백질 50g

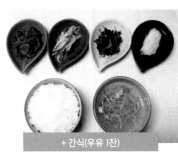

+ 간식(우유 1잔)

아침
- 콩나물국
- 흰밥
- **돼지불고기(돼지고기 40g, 단백질 1단위)**
- 느타리당근볶음
- 시래기나물
- 저염 백김치

TIP
무청은 중칼륨이지만 삶아서 말린 시래기에는
칼륨함량이 낮습니다. 무청 100g = 칼륨 328mg
삶은 시래기 100g = 칼륨 28mg

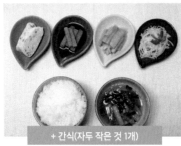

+ 간식(자두 작은 것 1개)

점심
- 근대된장국
- 흰밥
- **계란말이(계란 1개, 단백질 1단위)**
- 저염 무피클
- 아스파라거스볶음
- 실곤약야채무침

TIP
아스파라거스는 서양야채로 생소하시죠?
냉동, 통조림 등 다양하게 나와 있으니 활용해
보시기 바랍니다.

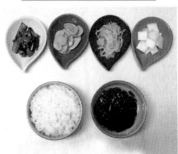

저녁
- 미역국
- 흰밥
- **오이쇠고기볶음(쇠고기 40g, 단백질 1단위)**
- 양송이버섯캔볶음
- 숙주나물
- 저염 무나박피클

TIP
양송이생것은 칼륨이 높지만 통조림 양송이를
이용한다면 칼륨함량이 낮아 집니다.
양송이버섯(생 것) 100g = 칼륨 392mg
양송이버섯(통조림) 100g = 칼륨 28mg

처방식단 2. 일품식사 　열량 1946kcal, 단백질 60g, 나트륨 1862mg, 칼륨 1860mg, 인 871mg 함유

동물성 단백질 3단위　　**1900kcal**　　**총 단백질 60g**

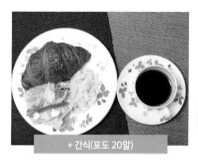

+ 간식(포도 20알)

아침

- 크로와상 1개
- **스크램블에그 1개(달걀 1개, 단백질 1단위)**
- 리코타치즈+양상추샐러드
- 블랙커피 1잔

TIP

치즈가 모두 인(P)이 높은 것은 아닙니다. 리코타
치즈, 크림치즈, 브리치즈를 활용해보세요.

체다치즈 슬라이드치즈	리코타치즈	크림치즈	브리치즈
857mg	200mg	107mg	188mg

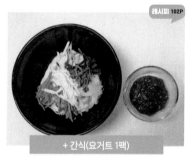

레시피 102P

+ 간식(요거트 1팩)

점심

- **비빔국수(쇠고기 40g, 단백질 1단위)**

TIP

저칼륨 채소를 이용해주세요.
저염 양념장 레시피를 참고해주세요.

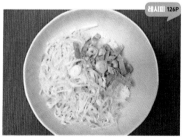

레시피 126P

저녁

- **돼지고기콩나물밥(돼지고기 40g, 단백질1단위)**

TIP

꼭! 돼지고기가 아니여도 됩니다. 취향에 맞게 닭
고기, 계란, 두부 등으로 바꿔서 단백질 1단위를
교환하여 나만의 레시피를 만들어 보시기 바랍
니다.

CASE 3.

환자의 평소 식사(콩팥병 5기, 투석, GFR13)

70세 (키165cm, 몸무게47kg) 남성, 노인분으로 만성콩팥병 4기에서 투석을 시작한 지는 한 달 정도 됐다. 국, 밥, 김치로 간단한 가정식을 하고 있었고, 식사는 주로 아내 분이 상차림 하지만 아내 역시 일을 하고 있어 주 된 식사는 집에서 밑반찬과 국으로 한다. 저염식이 중요하다고 들었지만 어렵게만 느껴진다. 쉽게 실천할 수 있는 방법을 알고 싶어 하신다.

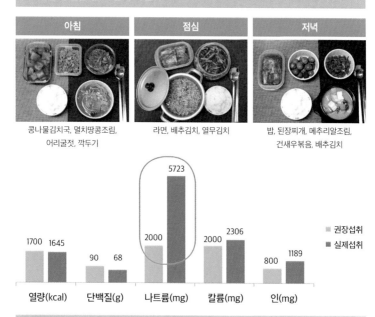

아침	점심	저녁
콩나물김치국, 멸치땅콩조림, 어리굴젓, 깍두기	라면, 배추김치, 열무김치	밥, 된장찌개, 메추리알조림, 건새우볶음, 배추김치

■ 권장섭취
■ 실제섭취

열량(kcal)	단백질(g)	나트륨(mg)	칼륨(mg)	인(mg)
1700 / 1645	90 / 68	2000 / 5723	2000 / 2306	800 / 1189

Focus! 나트륨

· 밑반찬 위주로 식사를 하다보니 소금(나트륨)섭취가 과다합니다. 저염식 실천 방법편을 참고해주세요.
· 반찬은 1인 분량씩 담아내어 섭취합니다.
· 한 끼 간편식사는 라면, 찌개처럼 나트륨이 높은 식사보다는 고기볶음밥, 계란 볶음밥, 도토리묵밥 등으로 간편하게 드실 수 있습니다.

나의 건강체중

· 키 165cm, 몸무게 47kg, 남성
· 1.65m X 1.65m X 22(남성) = 59.8kg(건강체중)
· 건강체중범위(90~110%) = 53.9kg(90%)~59.8kg(100%)~65.2kg(109%)
· 건강체중 52.5kg~64.2kg으로 관리하세요.

나의 비만도

· 비만도 계산 : 현재몸무게 47kg / 1.65mX1.65m = 17.3kg/㎡
· BMI = 17.3kg/㎡   · 비만(아시아-태평양) = > 18.5~22.9kg/㎡
· 비만도 : 저체중입니다.

나의 건강 칼로리

· 저체중이면서 60세 이상, 보통 활동양을 하는 경우
· 저체중이라면 건강체중에 맞춰 칼로리를 구합니다.
· 59.8kg(건강체중) X 25~30kcal/d(에너지/하루)
· 1495kcal~1794kcal 입니다.

나의 알맞은 단백질 양

· 콩팥병5기, 혈액투석을 시작하여 단백질은 표준체중 kg 당 1.2~1.5g/kg
· 59.8kg X 1.2~1.5g/kg = 72g~90g
  (식물성단백질 50% 섭취, 동물성단백질 50% 섭취)
· 동물성 단백질 36~45g → 동물성 단백질 5~6단위(1단위=8g)
· 동물성 단백질 섭취는 50% 이상 섭취를 권장합니다.

나의 무기질 조절

· 인 : 600-800mg/day   · 칼륨(포타슘) : < 2000mg/day
· 나트륨 : < 2000mg/day

처방식단 1. 한식

열량 1725kcal, 단백질 81g, 나트륨 2124mg, 칼륨 1806mg, 인 802mg 함유

동물성 단백질 6단위   **1700kcal**   **총 단백질 80g**

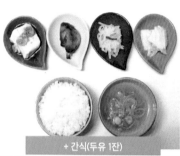

+ 간식(두유 1잔)

아침
· 숙주양파국
· 흰밥
· **닭다리구이(닭고기 40g, 단백질 1단위)**
· **연두부(연두부 150g, 단백질 1단위)**
· 무나물
· 백김치

TIP
투석시 저염식사가 어렵다구요? 조리시 별도의 간을
하지 않고 소금1g을 따로 준비하면 어떨까요?

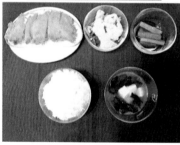

점심
· 두부미소장국
· 흰밥
· **생선까스(동태살 100g, 단백질 2단위)**
· 양상추샐러드
· 저염 무피클

TIP
6단위 단백질을 매끼 챙겨 드시기 어렵다면 국으
로 이용해보세요. 미역국 → 두부미역국, 콩나물
국 → 두부콩나물국, 북어채무국 → 북어계란국

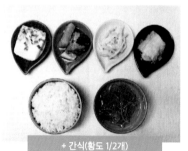

+ 간식(황도 1/2개)

저녁
· 콩나물국
· **계란찜(계란 1개, 단백질 1단위)**
· **삼치무조림(삼치 1토막, 단백질 1단위)**
· 도라지나물
· 백김치

TIP
국 끓일 때 마다 칼륨제거 힘들지 않으세요?
야채 칼륨제거 실시한 후 1인분량씩 소분하여
냉동 보관하여 조리시 바로 사용하세요.

처방식단 2. 일품식사 열량 1698kcal, 단백질 80g, 나트륨 1988mg, 칼륨 2103mg, 인 764mg 함유

동물성 단백질 6단위 **1700kcal** **총 단백질 80g**

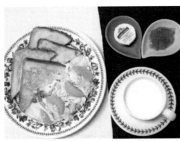

아침

- 프렌치토스트 2장(계란 2개, 단백질 2단위)
- 크림치즈 1개
- 마말레이드잼 1숟가락
- 우유

TIP

칼륨 함량이 낮은 마말레이드, 블루베리잼을 추천드립니다.

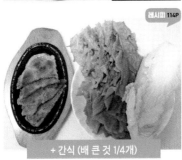

레시피 114P

\+ 간식 (배 큰 것 1/4개)

점심

- 돈목살구이(돼지목살 80g, 단백질 2단위)
- 쌈소소 + 저염쌈장
- 흰밥
- 된장국

TIP

생채소? 상추 저칼륨 채소로 한끼 식사 시 5장 정도 섭취 가능합니다.
상추5장 = 칼륨 87㎎

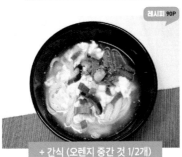

레시피 90P

\+ 간식 (오렌지 중간 것 1/2개)

저녁

- 쇠고기칼국수(쇠고기 80g, 단백질 2단위)

TIP

면요리 섭취시 인과 나트륨이 걱정이신가요?
면을 삶는 과정을 통해 인과 나트륨을 줄일 수 있어요.
삶은 칼국수 100g = 인 50㎎, 나트륨 47㎎

저염식 쉽게 실천할 수 있어요.

하루 소금 섭취 권장량은 5g(나트륨 2000mg)입니다. 조리 시 아무런 추가 양념을 하지 않더라도 자연계 식품(예: 밥, 배추 등)을 통해 평균 2g 정도 섭취됩니다. 이를 제외하고 식사 시 3g 양을 따로 측정하여 드시면 좀 더 쉽게 저염식을 실천할 수 있을 것입니다.

방법 1. 염분 양념 따로 준비하기

소금 1g이 들어있는 식품의 양(g)		눈어림치
소금	1	1/5 티스푼
새우젓	4	1/2 티스푼
진간장	5	1 티스푼
된장	8	1/2 큰숟가락
고추장	12	2/3 큰숟가락
쌈장	12	2/3 큰숟가락
머스타드	14	2/3 큰숟가락
케첩	30	2 큰숟가락

매끼 1가지 선택

※ 케첩의 소금1g 양은 제품마다 다르나 대략 30~40g 정도입니다.

TIP.

1. 국, 반찬에 간을 하지 않습니다.

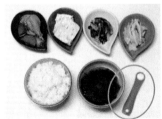

2. 소금, 간장, 된장 등 염분 양념류를 따로 준비합니다.

3. 먹기 직전 음식의 표면에 찍어서 먹으면 혀가 짠 맛을 더 강하게 느낄 수 있어 소량의 염분으로 최대한의 효과를 볼 수 있습니다.

방법 2. 한 가지 반찬에 충분히 간하기

TIP.

1. 간이 적절하지 않으면 먹기 힘든 반찬이나 식욕을 돋아 줄 반찬 하나를 정해서 정해진 염분(소금 1g)을 모두 사용합니다.

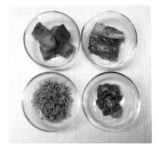

2. 단, 국과 다른 반찬은 간을 하지 않고 준비합니다.

3. 배추김치 3~4쪽(30g) 또는 깍두기 6개(60g) 또는 굴젓 2개 (15g) 또는 멸치볶음 15g 중 하나를 선택해서 드시는 방법입 니다.

> 멸치볶음 15g
> 인 100㎎, 칼륨 55㎎, 나트륨 283㎎(나트륨 400㎎=소금 1g)
> ※ 멸치를 물에 담그면 인, 칼륨, 나트륨 수치를 더 낮출 수 있습니다.

방법 3. 한 그릇 음식

TIP.

국과 반찬 하나하나 간을 맞추는
한식 상차림은 저염 식사에 어려
움이 많습니다.
간단한 한 그릇 식사로 염분섭취
를 줄여보세요.

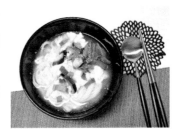

방법 4. 두 끼는 무염식

TIP.

가급적 방법 1~3번을 추천 드립니다. 혹시나 도시락 준비가 어렵
거나 갑작스런 외식을 하게 될 경우 한끼는 일반식사를 하시되,
두 끼는 무염식으로 실천합니다.

스페셜 코너1.

앞선 내용은 환자 케이스를 통해 다른 환자분도 적용할 수 있는 일반적인 상차림으로 구성하다 보니 요리가 어려운 노인 분, 바쁜 직장인의 내용을 충분히 담지 못해 추가로 구성하였습니다. 이번 스페셜 코너는 〈상차림이 어려운 분, 바쁜 직장인〉이 적용할 수 있는 내용을 담아 구성하였습니다.

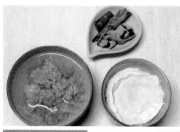

간편요리

· 누룽지밥
  냄비에 누룽지밥을 넣고 끓입니다.
· 전자렌지계란찜
  그릇에 계란물(약간의 소금, 참기름) 넣고
  전자레인지에 2분을 돌립니다.
· 김고추부각
  시중에 설탕으로 맛을 낸 부각을 구입해
  놓습니다.

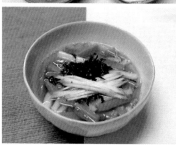

묵밥

조리방법
1. 묵을 채를 썰어 다진마늘, 참기름, 설탕, 약간
   의 소금으로 버무립니다.
2. 냄비에 넣고 끓입니다.
3. 그릇에 담아 김가루와 오이를 채썰어 올리면
   따뜻한 묵밥이 완성됩니다.
   – 도토리가루100g = 칼륨787㎎ /
     도토리묵 100g = 칼륨8㎎
   – 도토리는 칼륨이 높은 식품이지만, 묵 제조과
     정에서 칼륨이 다량 제거됩니다.

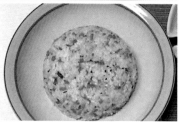

볶음밥

· 투석전 환자분이라면 칼륨이 낮은 채소와
  기름을 이용하여 볶음밥을 만듭니다.
· 투석환자 분이라면 〈동물성단백질〉 돼지고
  기, 닭고기, 쇠고기, 오징어, 계란, 새우 등을
  추가하여 조리하면 단백질 섭취를 쉽게 할
  수 있습니다.
· 두~세 끼 정도 미리 만들어 냉동실에 두었다
  가 전자레인지에 해동하여 드실 수 있습니다.

바쁜 일상이라도 끼니를 놓치지 마세요.

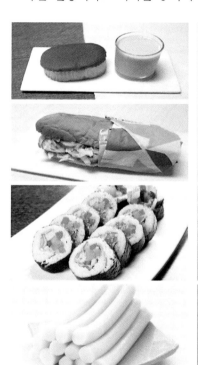

빵식

카스테라는 나트륨 함량이 낮은 빵 중에 하나
입니다. 두유 또는 우유 한 잔을 곁들여 보세요.
※ 빵 1개(80g)에 나트륨 80㎎

샌드위치

손님이 재료를 선택할 수 있는 샌드위치 가게를
이용해보세요. 저칼륨채소(양파, 양배추 오이 선
택), 로스팅 고기, 저염소스(올리브소스)로 나만
의 샌드위치를 만들어 보세요.

김밥

- 투석 전이라면 단무지, 고칼륨 채소를 빼는
  대신에 밥양을 넉넉히 하여 말아 달라고 요
  청해보세요.
- 투석 중이라면 단무지는 빼고 단백질군이 있
  는 쇠고기김밥, 돈까스김밥, 계란김밥 등을 선
  택해보세요.

떡류

- 하얀 떡(가래떡, 하얀 증편, 하얀 백설기)을 골
  라보세요. 바쁜 일상이나 장거리 이동 시 간편
  식을 통해서라도 끼니를 꼭 챙기세요.

투석전용캔

- 투석 여부에 따라 선택하여 드시면 되겠습니
  다. 단백질, 무기질 함량이 조절되어 있습니다.

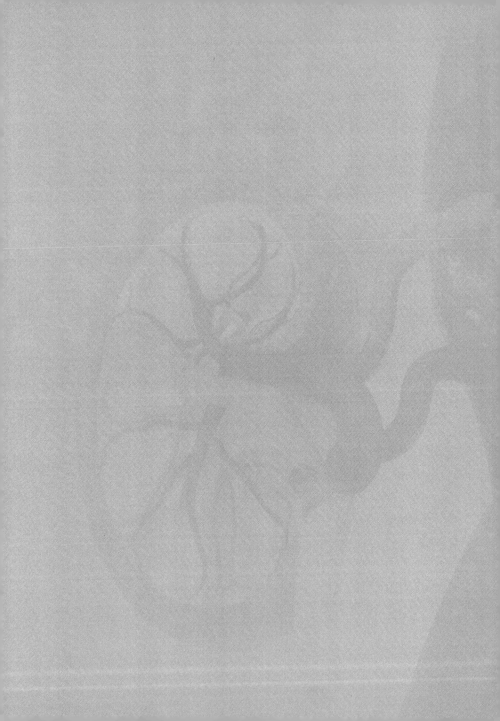

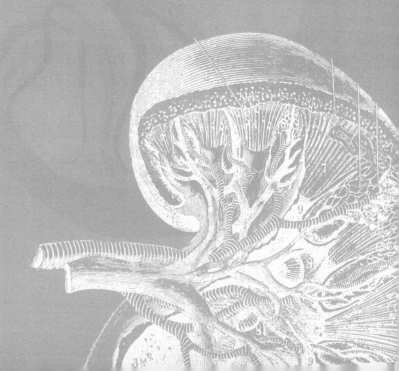

콩팥병 식이관련 Q&A

Q. 식이요법을 해야 하는 이유는 무엇입니까?

A. 콩팥이 나빠지는 것을 최대한 막아 투석이 필요해지는 시기를 늦추기 위해서 입니다. 또 콩팥병 때문에 생기는 합병증을 줄이고 콩팥병 환자로서 최대한 건강하고 행복하게 살기 위해서입니다.

Q. 투석을 시작하기 위해 동정맥루 시술을 했는데, 투석 전 투석 후 식사요법 중 어느 것을 따라야 하나요?

A. 혈액투석을 받기 위해서는 혈관 접근로(동정맥루) 수술을 받아야 합니다. 급하게 투석을 해야 하는 경우나 혈관이 좋지 않은 경우는 혈액투석용 관을 삽입해서 투석을 시행하기도 합니다. 이렇게 시술 후 바로 투석이 진행될 경우 혈액투석식사요법을 해야 하지만, 일반적인 동정맥루 시술 후에는 바로 투석을 시작하는 것이 아니므로 이 기간에는 만성콩팥병4기 식사요법을 따라야 합니다.

Q. 투석을 시작해도 식사요법을 해야 하나요?

A. 식사요법을 계속해야 합니다. 혈액투석을 시작하면 투석 전 식사보다 단백질은 더 드실 수 있지만 수분과 나트륨, 칼륨, 인은 여전히 제한되어야 합니다. 복막투석은 투석 도관을 통해서 배 안에 복막액을 넣은 후에 일정한 시간마다 교환하는 것으로 우리 몸 속의 노폐물과 수분이 복강의 투석액에 들어가게 되고, 이것을 밖으로 빼내는 과정을 반복하게 됩니다. 이 과정 중 단백질 손실이 생기므로 충분한 단백질 섭취가 필요합니다. 그러나 투석액으로 사용하는 당분용액이 일부 몸 안에 흡수되기 때문에 체중조절, 고지혈증 조절에 유의해야 하고 나트륨과 인은 지속적으로 제한해야 합니다.

Q. 혈액투석을 하고 있는데, 입맛이 없어 삶은 고구마나 감자를 계속 먹는데 괜찮나요?

A. 고구마, 감자는 고칼륨식품으로 보통 크기 1개(140g) 당 칼륨이 300~500 ㎎이나 들어있습니다. 드실 경우에는 잘게 잘라서 물에 담가두었다가 삶아서 드시고 지속적으로 많은 양 드시는 건 추천하지 않습니다. 섭취가능한 간식류를 책자에 소개해 드렸으니 내용 참고하시기 바랍니다.

Q. 소금대신 죽염을 사용하면 괜찮지 않나요?

A. 일반 식용소금이나 천일염과 비교하여 무기질 함량에 큰 차이가 없습니다. 다 같은 소금이니 정해진 양만 드시기 바랍니다.

※ 1g당 함량

	나트륨(mg)	칼륨(mg)	인(mg)
소금	336	1.4	0
죽염	383	12.6	1.2
천일염	342	3.8	0

Q. 염분대체 소금(KCl)을 써도 되나요?

A. 칼륨으로 대체한 소금은 오히려 칼륨 섭취를 많이 할 수 있어서 콩팥질환 환자에게는 바람직하지 않습니다.

Q. 술은 마셔도 되나요?

A. 술을 드시는 것을 권장하지는 않습니다만, 꼭 드셔야 할 상황이시라면 두 잔 정도만 드실 것을 권장합니다.

※ 2잔당 함량

	알코올 농도 (%)	분량 (ml)	열량 (Cal)	단백질 (g)	지방 (g)	탄수 화물 (g)	나트륨 (mg)	칼륨 (mg)	인 (mg)
고량주	50	100	355	0	0	0	1	1	0
막걸리	6	400	216	3.9	0.6	6.2	12	56	60
맥주	4.5	400	184	0.8	0.0	13.1	8	112	56
위스키	40	100	284	0.0	0.0	0.1	1	2	0
소주	17.8	100	127	0.0	0.0	0.1	4	0	0
청주	16	100	132	0.41	0.0	4.2	3	9	9
포도주 (백)	12	300	288	0.6	0.0	7.2	15	138	21
포도주 (적)	12	300	315	0.6	0.0	14.4	18	156	30

Q. 콩은 먹어도 되나요?

A. 콩은 가공형태에 따라 무기질(인, 칼륨, 나트륨) 함량이 달라집니다. 아래표를 확인해주세요. 콩밥보다는 흰밥을 콩국수는 면 위주로 드시고, 두유는 하루 한 잔 추천드릴 수 있겠습니다.

※ 100g당 함량

	인(mg)	칼륨(mg)	나트륨(mg)
콩(대두) 삶은 것	305	692	4
콩국수	43	97	118
두유	53	9	135

Q. 포도씨유 기름을 써도 되나요? 어떤 기름을 사용해야 하나요?

A. 어떤 기름이든 괜찮습니다. 포도씨유, 해바리기유, 올리브유 등 종실류 기름에 칼륨 함량은 미비합니다. 참기름, 들기름이 다소 높아 보이지만 100g당 함량이므로 조리 시 안심하고 사용하셔도 됩니다.

※ 100g당 함량

	인(mg)	칼륨(mg)	나트륨(mg)
콩기름	0	0	0
참기름	99	56	16
들기름	171	90	12
포도씨유	0	0	1
해바라기유	0	0	0
올리브유	4	4	3
고추기름	0	0	0

Q. 우유는 인이 높다면서 왜 먹으라고 하나요?

A. 질이 좋은 단백질을 함유하고 있기 때문입니다. 인 수치에 따라 섭취 용량을 조절하시고 (반 잔 또는 한 잔) 기호도에 맞는 맛을 선택하실 수 있지만 단백질 함량은 흰 우유가 높습니다. 유당 불내증(우유 섭취 시 장내 불편감)이 있다면 두유를 추천드립니다.

※ 100g당 함량

	단백질(g)	인(mg)	칼륨(mg)	나트륨(mg)
우유(흰우유)	3.1	84	143	36
우유(딸기맛)	2.3	62	107	30
우유(초코맛)	2.6	61	153	32
우유(바나나맛)	2.6	72	125	34

Q. 단 것을 많이 먹으면, 당뇨가 오지 않을까요?

적정 비율을 초과하지 않고 드신다면 괜찮습니다. 다만, 단 것에 대한 부담이 있다면 단순당에 대한 간식류를 점검해 보시기 바랍니다. 부족한 에너지를 단 것(탄수화물)으로만 채우지 마시고 부족한 칼로리를 지질(기름, 지방) 음식을 이용해 보시기 바랍니다.

Q.
1. 녹즙은 괜찮나요?
2. 호박죽, 팥죽, 포도즙은 어떤가요?
3. 영지버섯, 감초, 인삼 달인 물을 먹어도 되나요?
4. 건강보조식품이나 민간요법을 할 수 있나요?

특정 식품으로 콩팥을 치료하거나 기능을 회복시킬 수 없습니다. 콩팥 기능이 떨어진 후에는 콩팥에 부담이 되며 더 악화 될 위험이 있습니다. 칼륨 함량이 높아 고칼륨혈증 위험이 나타날 수 있습니다. 개별화된 상차림으로 콩팥기능을 유지하시는 것이 좋겠습니다.

콩팥병, 책자에 대한 문의 사항이 있으신 분은 아래 주소로 방문하시기 바랍니다.

http://www.paik.ac.kr/seoul/dept/?cid=1141
서울백병원 콩팥건강 클리닉